I0791378

AFRONTAMIENTO PSICOSOMÁTICO DEL ESTRÉS: Mente, emociones y cuerpo en armonía

Rebeca Amores Tola

Título: "El afrontamiento psicosomático del estrés: Mente, emociones y cuerpo en armonía".
©2018, Rebeca Amores Tola
©De los textos: Rebeca Amores Tola
Ilustraciones, tablas y portadas por Rebeca Amores Tola.
1ªEdición. España.

Dedicado a mi familia, amigos y alumnos, que me inspiraron a hacer este libro realidad. Gracias por todo.

Índice

*PRÓLOGO

Mi interés por lo Psicosomático se remonta al inicio de mi carrera de Psicología, cuando nos definieron por encima el término y nos pusieron varios ejemplos ilustrativos. A partir de ahí, una vez que supe qué era lo que buscaba, fue muy fácil observar casos en mi vida cotidiana y en la de aquellos que me rodeaban, como: *la amiga que siempre se ponía enferma en Navidad, la vecina que tuvo un ataque de lumbago cuando su hija se estaba divorciando, el tío que después de discutir con mi tía padecía unas migrañas de impresión, la bronquitis que pilló casi toda la familia cuando murió el abuelo, los catarros y las gripes que me asediaron en época de exámenes...* y tantos otros.

Cuando empecé mi búsqueda, lo hice con mucho interés, y, ante mis descubrimientos, me fui animando más y más. El resultado fue que el tema que antes me gustaba, acabó por entusiasmarme. Y todas las enfermedades que observé tenían un claro precipitante, un "estresor", que si hubiese sido afrontado de manera más correcta, hubiera minimizado (o anulado) el riesgo de enfermar. Por esta razón, la última parte de mi trabajo (las Técnicas de Afrontamiento del estrés) está destinada principalmente a la prevención (primaria, secundaria y terciaria) de los múltiples trastornos que amenazan nuestra salud de manera cotidiana.

Más tarde, mi investigación hacia lo psicosomático se culminó cuando llegué a estudiar la carrera de Medicina. Ahí me di cuenta de que vamos por buen camino intentando encontrar los mecanismos que unen lo físico con lo psicológico… pero a pesar de ello aún queda un largo y emocionante trecho que recorrer en ese sentido.

Espero que mi entusiasmo por el "Afrontamiento psicosomático del estrés" no sólo quede bien reflejado en mi trabajo, sino que sea contagioso para quien lo lea.

*DEFINICIONES DE: AFRONTAMIENTO, PSICOSOMÁTICO Y ESTRÉS

-<u>Afrontamiento</u>:

Son los esfuerzos, generalmente pensamientos y acciones, que realiza una persona para adaptarse a una situación nueva, como por ejemplo a una enfermedad o a un cambio de puesto de trabajo.

-<u>Psicosomático</u>:

Influencia recíproca del cuerpo y la mente en lo que se refiere al proceso de enfermar. No podemos separar lo psíquico, lo corporal, ni lo social que tiene la enfermedad. Hemos de comprender que todo lo que afecta a lo *físico* afecta a lo psíquico, todo lo que afecta a lo *psíquico* afecta a lo físico y, a su vez, ambos aspectos influyen sobre lo *social.*

Según la OMS, la Salud es: el estado completo de bienestar bio-psico-social, no sólo es la ausencia de enfermedad. Si existe una alteración en cualquiera de las tres áreas, el individuo no se encuentra en un estado de salud, bienestar y equilibrio.

<u>-Estrés:</u>

Conjunto de relaciones particulares entre la persona y su situación, siendo ésta valorada por la persona como algo que puede sobrepasar sus propios recursos y que pone en peligro su bienestar personal (Lazarus).

También podría definirse el estrés como: la respuesta que damos ante las situaciones que se nos presentan a fin de adaptarnos a ellas.

Existen dos tipos de estrés:

-EUSTRÉS: motivación que nos ayuda a enfrentarnos y adaptarnos a las circunstancias y exigencias de nuestra vida. El "eustrés" es conocido coloquialmente como "estrés bueno".

-DISTRÉS (cuando hablamos de estrés comúnmente es al "distrés" al que nos estamos refiriendo): es una alta activación (tanto corporal como psicológica) y constante en el tiempo que nos produce un desgaste que nos debilita y también genera en nosotros emociones negativas (como: ira, ansiedad o tristeza). El distrés es el "estrés malo", por lo tanto.

Factores que causan el Estrés (o "estresores"):

a)<u>Factores externos:</u>

El afrontamiento psicosomático del estrés

Bodas, mudanzas, nacimientos, trabajos "extras", fallecimientos, accidentes, enfermedades, divorcios, turnos de noche... en una palabra, todo lo que implique cambios fuera del individuo (ya sean acontecimientos positivos o negativos, pues ambos requieren de una adaptación).

b)<u>Factores internos</u>:

Pensamientos (por ejemplo: *"no voy a ser capaz de tener esto hecho a tiempo"*), tipo de personalidad (<u>las personas dependientes</u> necesitan mucho de los demás, y, al más mínimo descuido por parte de los que le rodean, se estresan porque no saben desenvolverse por sí solos; también <u>las personas con un patrón de conducta tipo A</u>, estas personas buscan constantemente nuevos retos y su organismo se desgasta sin que ellos sean conscientes)...

Los estresores (o acontecimientos estresantes) no son iguales para todos, ni las manifestaciones del estrés son universales (son muy importantes las diferencias individuales y la socialización recibida en su infancia). Incluso cada persona tiene su propio umbral de resistencia y tolerancia al estrés. Además de que se den los estresores, existirá distrés o no dependiendo de la valoración que el individuo haga de ellos (*no puedo con esto,* o bien, *esto está chupao*) y de su intensidad y cronicidad (persistencia en el tiempo).

Un tipo importante de estrés es el llamado **Burnout** (o síndrome de "estar quemado" o "estrés asistencial"): se refiere al estrés laboral que sufren algunos profesionales, sobre todo los del sector servicios (ámbitos y contextos como el sanitario, que implican ayuda, asistencia y relación con otras personas).

El Burnout se caracteriza por: bajos sentimientos de realización personal, de autoestima y valía, por la necesidad o ganas de abandonar el lugar de trabajo, sensación de estar agobiados, actitudes de despersonalización (esto es: tratar a las personas como objetos, como números, siendo innecesariamente duros o fríos con los demás...). También se expresa por síntomas psicosomáticos de lo más variados (fatiga, insomnio, cefaleas...). El síndrome de "estar quemado" es debido sobre todo a:

1-Un nivel alto y continuado de estrés, y este estrés debe ser percibido como distrés ("estrés malo") por parte de esa persona que lo padece. Ejemplo: muchas peticiones, quejas...

2-Exigencia constante de perfección: nada de lo que se haga parece estar bien hecho (y se le dan pocos reforzadores o ánimos para seguir adelante, así como muchas críticas).

3-Receptividad mínima para acoger las quejas del personal (por ejemplo, que la dirección no haga caso de las opiniones del personal).

4-Hacer grandes esfuerzos (a costa de un deterioro en la vida privada) con mínimas recompensas.

5-Un trabajo repetitivo y monótono.

6-Cambios en la política de la institución (o del servicio) sin relación aparente con los problemas principales.

7-Cambios demasiado frecuentes como para ser evaluados (así no hay manera fiable de saber si dieron resultados positivos o no).

8-Atención mínima a que el ambiente sea agradable.

9-Rechazo de la participación para mejorar el servicio.

10-Estar bajo la influencia de un liderazgo dictadorial (todo el poder concentrado en una sola persona).

Medidas de **Apoyo** a los profesionales para **prevenir** el **burnout:**

1)Conocer de antemano las características del puesto (saber donde nos metemos).

2)Conocer las técnicas de evaluación y tratamiento del estrés (para así aplicar las técnicas a diario, incluso antes de que se reconozcan los primeros síntomas).

3)Lograr el equilibrio preciso entre distanciamiento e implicación (frente a: los pacientes, alumnos o cualquier otra población con la que se tenga que tratar).

4)Procurar integrarse en grupos de apoyo: los grupos de autoayuda dan un importante apoyo a ese individuo, y es una ayuda emocional a largo plazo (el mantener unas relaciones amistosas con los compañeros es una importante fuente de prevención del burnout).

5)Formación permanente: reciclaje, cursos, congresos... para así intercambiar ideas otros profesionales, incorporar nuevas habilidades y que se mejore la práctica diaria.

6)Supervisión y/o consulta con un experto.

7)Rotación en el puesto de trabajo, para evitar que se absorba tanto estrés.

8)Que la dirección sea receptiva a las demandas de los trabajadores.

9)Poner un límite a los programas en los que participan: un profesional no puede asumir funciones para las que no ha sido preparado, porque de lo contrario sube su nivel de frustración.

10)Definición precisa de las funciones del puesto de trabajo (para poner un límite a la situación y reducir el número de tareas en las que uno se involucra).

11)Fomentar las posibilidades de promoción (de esta manera aumentará la motivación y el interés en el trabajo).

12)Informar a los usuarios del perfil de la institución en la que trabaja el profesional: así sabrán lo que el profesional puede hacer por ellos y lo que no, para evitarles así malos entendidos.

13)Simplificar lo más posible los trámites burocráticos: no permitir que rellenen tantos cuestionarios después de ver a un paciente, ni tampoco después de sus horas laborales.

Ejemplo de situación sobre cómo reducir el estrés de un servicio sanitario, por ejemplo de Enfermería:

Describir la situación que le molesta en voz alta (*"Ud. lleva toda la tarde viniendo al control de enfermería cada vez que necesita algo"*), decir cómo le hace sentir esa situación (*"ello interfiere con mi trabajo, o, me hace sentir nerviosa"*), después empatizar (ponerse en la situación del otro: *entiendo su preocupación, ve a su pariente enfermo y..."*), luego nombrar las ventajas o negociar para conseguir lo que se necesita (*"si llama al timbre, acudirá la enfermera que está a cargo de la habitación, ella sabe lo que tiene que hacer. ¿Está de acuerdo?"*), acto seguido hacer consciente de las consecuencias de no dar las ventajas (amenaza: *"si no llama al timbre y viene aquí, puede acudir otra enfermera que no es la suya... y quizá le dé una pastilla que no sea la más adecuada"*) y finalmente pedir disculpas (*perdone las molestias, pero de esta forma le garantizamos una mayor eficacia y atención*).

<u>-Afrontamiento Psicosomático del Estrés</u>:

Estrategias empleadas por nuestro organismo (entendido éste como un todo bio-psico-social) para hacer frente al estrés del ambiente en que se desenvuelve.

Los afrontamientos al estrés, pueden ser: adaptativos o desadaptativos.

a-)**Afrontamientos desadaptativos**:

Respuestas ante el estrés que dificultan o entorpecen el correcto aclimatamiento del sujeto al medioambiente que le rodea. Tipos:

***Estrategias pasivas**: respuesta ante el estrés en el que el sujeto no adopta un papel activo. Por ejemplo: no hacer nada o quedarse paralizado, esperar que ocurra un milagro... Se asocian a riesgo de padecer depresión y a una mala adaptación psicológica. Tienen un lugar (locus) de control externo: *"yo no controlo lo que me sucede"*, lo que sucede fuera de mí es lo que manda sobre mis emociones.

***Estrategias evitativas**: son procesos activos o pasivos que intentan disminuir el estrés (o las situaciones que generan estrés) en base a dejar de hacer actividades. Por ejemplo: no aceptar retos, evitar el ejercicio físico, abandonar sus actividades sociales y de ocio... Se asocian con problemas sociales y psicosociales que agravan las dificultades de la persona (no obtiene apoyo de los demás y se va hundiendo cada vez más si en su vida faltan cosas gratificantes).

***Tendencia a catastrofizar** (el pesimismo a gran escala): atribuir consecuencias más negativas al suceso estresante de las que éste tiene en realidad. Éste es el peor afrontamiento que puede darse, se asocia a un altísimo y serio riesgo de padecer depresión.

El afrontamiento psicosomático del estrés

Por ejemplo: pensar que al perder un trabajo, nunca más volverá a trabajar en toda la vida y que se morirá de hambre… o pensar que un simple catarro se va a convertir en una neumonía de la que probablemente no saldrá vivo…

   b-)**Afrontamientos adaptativos**:

Respuestas ante el estrés que facilitan el mejor aclimatamiento de la persona a su entorno. Resulta adaptativo realizar cualquier actividad que ayude a disminuir el distrés que se padezca. Siempre recordando que: una respuesta puede ser adaptativa para cierta persona en un determinado momento, pero no serlo para otra persona o para la misma en otro momento diferente (es fundamental analizar el contexto que rodea a cada individuo y la personalidad de aquél). Un ejemplo de esto, podría ser: si un estudiante está estresado por un examen puede salir a tomar algo con sus amigos, pero si lo hace siempre que se estresa… no estudiará lo suficiente para aprobar. O si otro estudiante distinto está estresado por un examen, y este segundo estudiante es tímido, forzarse a ir a una fiesta no disminuirá su ansiedad, sino que la incrementará. Está bien superar la timidez, pero hay que escoger con cuidado el momento más apropiado.

Quienes utilizan preferentemente los afrontamientos adaptativos son personas que poseen en su gran mayoría un locus de control interno: *"yo controlo lo que me sucede, yo soy capaz de hacer cosas y de modificar mi vida"* (esto es lógico, ya que sin estos pensamientos motivadores, nadie se siente capaz de iniciar una tarea o estrategia que le libere del estrés).

Tipos de afrontamientos adaptativos:

***Estrategias activas**: Son aquellas actividades en las que el individuo se muestra activo (se enfrenta directamente al evento estresante). Algunas de ellas son: la resolución de problemas, la búsqueda de información, la autoadministración de refuerzos (o realización de actividades placenteras)…

***Estrategias de distracción**: Los métodos más simples y efectivos para afrontar el estrés son los afrontamientos cognitivos y/o conductuales que tratan de derivar la atención de la persona hacia otra actividad o suceso. Entre las más empleadas se hallan: la relajación (Jacobson, Schültz, meditación...) e hipnosis, concentrarse en la respiración y hacerla más tranquila, la imaginería (visualizar o imaginar situaciones agradables), la socialización (buscar Apoyo Social), la asertividad y habilidades sociales, el optimismo y aumentar la autoestima, el modelado y la inoculación de estrés (exposición)…

*PROCESOS QUE EXPLICAN CÓMO EL ESTRÉS INFLUYE EN LA SALUD

La relación entre las emociones y los cambios físicos en general es un hecho constatado en la actualidad. Estos cambios físicos pueden ser:

-Positivos. Por ejemplo: los enamorados (fuente de estrés agradable) son más atractivos para los demás. Les brillan más los ojos y hay una dilatación pupilar.

-Negativos. Por ejemplo: personas que han pasado por "una mala racha" (fuentes de estrés aversivas o desagradables, como: despidos, divorcios...) suelen envejecer más rápidamente. Les salen más arrugas, canas...

La respuesta que el organismo ofrece en una situación de estrés tiene funciones claramente adaptativas (eustrés o "estrés bueno"), pues representa la preparación del organismo para enfrentarse a un evento (o circunstancia) que entraña algún peligro para su integridad. Debemos enfatizar dos aspectos:

+Por una parte, cuando este tipo de respuestas ante el estrés se produce con excesiva frecuencia, la probabilidad de riesgo para trastornos en general se incrementa, ya que el organismo se encuentra sometido a unos niveles de activación y reactividad superiores a los habituales. Las consecuencias que vienen entonces son negativas, ya que, aunque la respuesta (cognitiva, motora y/o fisiológica) sea adaptativa en un momento puntual, <u>el mantenimiento sostenido de la/s misma/s durante más tiempo del aconsejable llega a ser desadaptativo (bloqueo cognitivo o mental), agotador (cansancio motor o corporal) y lesivo (efectos fisiológicos nocivos de las sustancias que nuestro organismo libera).</u>

+Por otra parte, cuando la respuesta que ofrece el organismo (sea intensa o no) conlleva un largo período de recuperación de los valores basales previos a la situación de estrés también cabe la posibilidad de hablar de riesgos de trastornos en general. <u>Cuando la persona tarda más tiempo del aconsejable en recuperarse del estrés, puede producir una situación anómala,</u> caracterizada por la presencia excesiva de las hormonas (especialmente cortisol y catecolaminas) que se liberaron en su momento para hacer frente a la situación de estrés.

Es vital tener en consideración la gran variabilidad (diversidad) individual a la hora de presentar síntomas como consecuencia del estrés: **La probabilidad de riesgo de contraer enfermedades varía de una a otra persona considerablemente.** Ante una misma situación estresante, unos sujetos presentan mayor riesgo de sufrir un determinado trastorno, otros tienen mayores probabilidades de sufrir otro distinto, e incluso puede haber quien no vaya a sufrir trastorno alguno (a veces esto ocurre porque no interpretan la situación como amenazante).

Un ejemplo de esto: un ascenso del puesto de trabajo. El sujeto 1 está feliz de la vida porque lleva haciendo esas tareas sin cobrarlas y ahora se le va a reconocer oficialmente en la nómina. Es muy probable que el sujeto 1 no sufra ningún tipo de estrés. El sujeto 2 está aterrado por la gran responsabilidad que interpreta por su ascenso: tiene antecedentes familiares de problemas cardíacos, es sedentario, tiene el colesterol elevado y más de 50 años… podría incluso tener un infarto en los próximos meses. El sujeto 3 también está aterrado por la gran responsabilidad que interpreta por su ascenso: pero es joven, deportista, con una gran red de Apoyo Social, y gestiona bien sus emociones, medita a diario, hace preguntas de todo lo que no sabe… es posible que, tras una temporada de leves trastornos gastrointestinales, se acostumbre y lleve a cabo su puesto de manera eficiente.

¿Dónde radican las diferencias para padecer un trastorno u otro o no padecer ninguno? De muchos factores: la herencia genética (predisposición hereditaria a una enfermedad, siendo lo normal que el órgano más débil sea el más afectado), los recursos personales (las habilidades que de las que cada cual dispone para afrontar el estrés), la socialización o el aprendizaje (cómo ha visto a sus familiares y amigos íntimos afrontar el estrés), la naturaleza del estresor (influye si se trata de un evento esporádico o crónico en el tiempo, si es muy aversivo o no para la persona –si amenaza mucho o no su identidad- ...), el Apoyo Social actual con el que cuenta la persona, los estilos de vida (conductas de salud versus conductas de enfermedad) y también los beneficios que la enfermedad le aporta (por ejemplo: la baja, recibir los cuidados y atenciones por parte de sus allegados, se le permiten actitudes regresivas o infantiles…). Estos beneficios pueden compensar el dolor que se sufre o incluso la sensación de vulnerabilidad que surge.

El **estrés** (entendido ahora como distrés) puede llegar a producir emociones negativas que repercuten mucho sobre la persona. Entre otras, genera:

> **-agresividad, hostilidad, ira**
> **-ansiedad, angustia**
> **-tristeza, depresión**

Las manifestaciones (corporales) más frecuentes (o probables) que se desencadenan por el estrés o por las emociones negativas que produce, en un 80 – 90% de los casos, serían las siguientes:

-El **estrés** (por sí solo): alergias, problemas dentales (especialmente caries y neuralgias de trigémino), lumbalgias, dolores de cabeza, migrañas y jaquecas tensionales, enfermedades que afectan al sistema cardiovascular y al inmunitario, asma, úlceras pépticas, problemas sexuales y dermatológicos varios...

-**Agresividad**-**Hostilidad**-**Ira** (Síndrome A-H-I y Patrón de Conducta Tipo A): angina de pecho y trastornos cardíacos en general, úlceras estomacales e intestinales, artritis...

-**Ansiedad** y **Angustia**: trastornos sexuales (bajan la testosterona), trastornos del sueño (en especial insomnio predormicional: les cuesta conciliar –iniciar- el sueño), diabetes, desarrollo de adicciones (a drogas legales o ilegales, a adicciones psicológicas como: juego patológico, hipersexualidad, sobreingesta compulsiva, "compra compulsiva", dedicación sin límites al trabajo o incluso al ejercicio físico...), exceso de internet o videojuegos, trastornos alimentarios (Anorexia Nerviosa, Bulimia Nerviosa y obesidad), etc.

-**Tristeza** y **Depresión** (Patrón de Conducta Tipo C): Asma, problemas capilares (encanecimiento precoz, procesos alopécicos y formación de caspa), alteraciones del sueño (especialmente insomnio postdormicional, que consiste en despertarse muy pronto por las mañanas y no poder conciliar después el sueño) y Cáncer. Esto se debe a que estas emociones debilitan la acción del sistema inmunitario, por lo que nos hace ser más proclives a contraer infecciones de todo tipo, desde una simple gripe hasta alguna variedad de Cáncer. Se ha encontrado que influye especialmente en la mitad de los casos diagnosticados de Cáncer de: páncreas y maxilofacial, un 26% de los casos de cáncer de mama, un 23% en los ginecológicos, un 17% de linfomas, un 13% en los de colon y un 11% al menos en los gástricos.

Los <u>niveles de Salud</u> de una población vienen <u>determinados por la interacción de 4 variables</u>:

1) Un 11% de la mortalidad es debida al Sistema Sanitario (calidad, cobertura y gratuidad). En una palabra, el trato al paciente, la eficiencia, las prestaciones, las listas de espera... el tipo de asistencia y los recursos técnicos y humanos con los que cuenta la Institución.

2) Un 19% de la mortalidad es debida al Medio Ambiente: la contaminación física (ruidos, radiaciones y humos), química (hidrocarburos y plaguicidas) y biológica (bacterias, virus, protozoos, hongos, polen).

3) Un 27% de la mortalidad es debida a la biología del propio individuo: la herencia genética y el envejecimiento.

4) *El **43%** de la mortalidad es debida al **estilo de vida**,* que incluye el uso o no de estrategias de afrontamiento al estrés. Esto se refiere sobre todo a la realización de conductas saludables o, por el contrario, de la realización de <u>conductas de enfermedad</u>, como pueden

ser: el consumo de drogas legales (como el alcohol y el tabaco) o ilegales (cocaína, heroína, etc), falta de ejercicio físico regular, la percepción agrandada del estrés (junto con pensamientos catastrofistas), una alimentación inadecuada (bebidas cloradas, azucaradas o gaseosas, comida modificada genéticamente, exceso de grasas saturadas y carbohidratos frente a la disminución de los cereales integrales, las frutas y las verduras de producción ecológica), promiscuidad sexual sin métodos de protección contra las ETS (enfermedades de transmisión sexual) y los embarazos no deseados, conductas violentas o arriesgadas (ejemplo: peleas o conducción temeraria), mala utilización de la asistencia sanitaria (como la realización de operaciones innecesarias) y el no cumplimiento de las recomendaciones terapéuticas prescritas por el médico (como la ingesta indiscriminada de antibióticos o su mal uso… es posible incluso que un antibiótico te lo recete el médico y que esté indicado, pero hay que tomárselo los días que te digan y a las horas que se aconsejan, porque de lo contrario se puede generar una bacteria resistente a ese antibiótico, es decir, que la próxima vez que uses ese antibiótico ya no funcionará).

Un consejo: sería favorable promocionar la responsabilidad individual respecto de la propia Salud y el autocuidado, reduciendo el excesivo activismo de los profesionales de la Salud, que en ocasiones ha relegado a los pacientes a un papel demasiado pasivo (si el individuo percibe que él no puede hacer nada por sí mismo, enfermará o empeorará, ya que le estamos forzando a situarse en un locus de control externo, donde se siente aún más indefenso y sin recursos propios frente al estrés que le amenaza). Hay enfermedades que se pueden curar más rápido o incluso prevenir, si las personas estuvieran más informadas o más motivadas para seguir las pautas adecuadas a tal fin.

Hay personas, llamadas "somatizadoras", que tienen más facilidad que otras para afrontar el estrés desarrollando una enfermedad corporal (no hay que olvidar que en época de mayor estrés hay otro grupo de la población que no presentan ni siquiera síntomas). <u>Las características fundamentales de las personas con tendencia a somatizar</u> en exceso, serían:

a)<u>Pensamiento operativo</u>: desaparece la magia de sus vidas, son demasiado prácticos, no fantasean, ni sueñan (ni despiertos, ni a veces dormidos), van siempre a centrarse en la actualidad (no saben lo que es la nostalgia). Por ejemplo: *un padre que por el cumpleaños de su hijo le regala una caja de galletas. Cuando el niño le protesta, y el hombre le responde con sincera indignación: "¡¿Pero de qué te quejas?! Todos los días te veo desayunando esas galletas, ¿es qué no te es útil?"*

b)<u>Establecen vinculaciones afectivas pobres</u>: no suelen entristecerse, ni alegrarse mucho con nada. Ofrecen a los demás una imagen de estabilidad. Nunca se han enamorado, ni se apasionan con nada.

c)<u>Ofrecen una imagen de control y seguridad.</u>

d)<u>Apariencia de normalidad absoluta</u>: son personas "hiperadaptadas".

Los somatizadores suelen padecer **ALEXITIMIA**, una incapacidad o dificultad para expresar sus propias emociones o darse cuenta de las emociones de los que le rodean. Los alexitímicos somatizan porque no tienen otra forma de expresión. (Este constructo se mide con la escala de Taylor).

En personas normales (no alexitímicas): cuando se les presenta la emoción, ésta va al sistema límbico, el cual está conectado íntimamente con el neocórtex y éste facilita que la emoción sea expresada verbalmente (con lo que estos individuos obtienen múltiples ventajas: se desahogan, se alivian, consiguen Apoyo Social y aumentan sus probabilidades de hallar una solución para el estresor desagradable que les provoca la emoción negativa o comparten con los demás las emociones placenteras que la fuente de estrés positiva).

En personas alexitímicas no sucede igual: cuando experimentan la emoción (del tipo que sea), ésta sigue yendo al sistema límbico pero no sigue hacia el neocórtex (probablemente porque las conexiones entre ambos se hallan bloqueadas), y entonces las emociones son derivadas desde el sistema límbico a otra ruta alternativa, que, según los aprendizajes y/o predisposición genética, produce síntomas físicos (mensajes) al depositarlas en:

-el sistema nervioso autónomo y/o

-el sistema endocrino (hipófisis e hipotálamo) y/o

-el sistema inmunitario.

Que el alexitímico no sepa expresar su emoción, no significa que haya dejado de sentirla, por lo que entonces sigue otra ruta alternativa, que es la que inevitablemente desembocará en síntomas físicos, los cuales son un mensaje, una petición encubierta de ayuda.

Tipos de somatizaciones:

1.-La angustia (emoción) causa un síntoma físico. (Ésta es la somatización clásica). Ejemplo: *una úlcera.*

2.-La angustia y el síntoma físico se dan a la vez. Ejemplo: *el trastorno de pánico.*

3.-La angustia y el síntoma corporal aparecen de forma cíclica y se retroalimentan mutuamente. Ejemplo: *los atracones compulsivos. Durante el atracón no hay angustia, pero después del atracón vuelve a aparecer más angustia que antes, y el atracón será peor que el anterior.*

4.-El síntoma aparece y genera angustia, la angustia aumenta el síntoma y/o la angustia puede generar otro(s) síntoma(s) corporal(es). Ejemplo: *cualquier dolor, genera angustia, te centras más en el dolor y te duele más. El malestar puede producir además: vómitos, mareos...*

La causa de las enfermedades: son múltiples los factores productores de cualquier enfermedad y suelen intervenir apoyándose los unos a los otros en lugar de por separado. <u>**Los factores causales de la enfermedad**</u>, serían:

1-)FACTORES PREDISPONENTES (marcan la vulnerabilidad hacia un tipo concreto de enfermedad). Pueden ser:

-**genéticos**: *por ejemplo, hay enfermedades que afectan más a los hombres que a las mujeres, o a la inversa.* (Por ejemplo los hombres tienden a tener más enfermedades cardiovasculares y las mujeres más depresiones). También nos referimos en este apartado, por supuesto, *a la herencia genética del individuo* (si en tu familia hay un largo historial de enfermedades cardíacas, ya seas hombre o mujer, estarás más predispuesto a tenerlas que otra persona que no tenga a nadie de su familia con esos trastornos).

-biológicos: características físicas de esa persona en concreto. *Ejemplo: la obesidad adquirida, no la congénita o la innata* (puede que en tu familia no haya nadie obeso, pero sí tú lo eres, pues ya tienes un factor que te hace vulnerable a padecer un montón de complicaciones, tanto médicas como psicológicas).

-experiencias infantiles: el aprendizaje que hacen los niños de los padres, al ver como ellos afrontan el proceso de la enfermedad. Es el germen de las estrategias de afrontamiento que usarán espontáneamente de mayores frente a la enfermedad o a cualquier tipo de experiencia estresora (Por ejemplo: si tu madre cuando se estresaba comía mucho, es más probable que tú hagas lo mismo cuando seas mayor, porque ella ha servido de modelo).

2-)FACTORES PRECIPITANTES (constituyen los orígenes directos del desarrollo de la enfermedad a la que ya se sea vulnerable). Por ejemplo: varios miembros de tu familia han padecido cáncer de pulmón (factor predisponente), y si además fumas (factor precipitante)… pues es casi seguro que vayas a padecerlo.

Los factores precipitantes coinciden con las principales fuentes de distrés de la vida cotidiana, y son:

-el trabajo: las exigencias laborales excesivas y los riesgos de accidentalidad.

-las amistades: son una fuente de Apoyo Social esencial, pero cuando no se tienen o hay muy malas relaciones se produce una importante carga de estrés, o incluso "malas amistades" (amigos que te inducen a tomar drogas, por ejemplo).

-la pareja y su relación con ella: esto influye sobre todo más en mujeres no asertivas. *Las mujeres demasiado pasivas: temen quejarse a sus parejas, no se atreven ni a alzar la voz. Una mujer asertiva, negocia con el marido sus demandas y acaban llegando a una solución. En cambio, una mujer pasiva no sabe decir que "no" a su marido, se reprimen, esto les causa estrés y desemboca en síntomas físicos.* Después de la aparición de los síntomas físicos, se sucederían las reacciones posteriores (los factores mantenedores de los que hablaré seguidamente): cesan las exigencias por parte del marido (*ella está enferma*), la pareja aumenta la atención y los cuidados hacia ella ("*pobrecita mía, yo te protejo*").

-tus hábitos, pensamientos, conductas, sentimientos repetitivos y más frecuentes: fumar, no hacer ejercicio, ser pesimista, sentimientos o pensamientos continuos de baja autoestima o de culpabilidad, drogarse…

3-)FACTORES MANTENEDORES (prolongan e incluso cronifican la enfermedad):

-las ganancias secundarias: por ejemplo, *obtener ingresos sin trabajar, no ir al trabajo si éste no les gustaba previamente...*

-el refuerzo social: facilita la cronicidad. El comportamiento de la familia puede ser de dos tipos:

*Solícita: proporcionan demasiadas ayudas al enfermo/a (sobreprotección), exceso de atención. Todo esto hace que la persona se haga cada vez más dependiente y a la larga es fácil que el trastorno se mantenga en el tiempo, pues el enfermo/a se resiste a perder todo lo que está consiguiendo con su malestar.

*No solícita: los familiares le insisten para que se valga por sí mismo, favorecen su independencia (lo más posible que les permita la enfermedad). Este tipo de actitudes, impiden o dificultan la cronicidad.

Relación estrés-agresividad (PCTA) con enfermedades coronarias:

De entre los individuos que tienen problemas cardíacos:

+el 70% presentan lo que llamamos un *Patrón de Conducta Tipo A (PCTA)*. Estas personas suelen tener: un mayor número de recaídas, una mayor intensidad de los ataques y una peor recuperación de los mismos.

+el restante 30% no presentan el PCTA. Estos sujetos tienen más posibilidades de recuperación a corto y a largo plazo si se les compara con el grupo anterior.

Las características principales del Patrón de Conducta Tipo A (PCTA), son:

El afrontamiento psicosomático del estrés

Búsqueda de estímulos estresantes (ellos mismos se imponen retos para superar), competitividad, impaciencia, ambición, enorme deseo o necesidad de ser reconocido por los otros, hacen varias cosas a la vez (es muy normal que además tengan varios trabajos), alta tensión muscular, estado continuo de alerta y vigilancia, hablan y gesticulan muy rápido, acelerado ritmo de actividades y respuestas emocionales muy intensas (dirigidas a la consecución de metas que les otorguen mayor poder y prestigio), suspicacia, incapacidad para relajarse, necesidad de mantener el control sobre su ambiente (la ausencia de control les produce muchísima más ansiedad), miedo intenso al fracaso, tienen creencias negativas sobre los demás (por eso desconfían y son tan suspicaces), suele coincidir con el Síndrome A-H-I (Agresividad: manifestaciones tanto físicas como psicológicas o encubiertas; Hostilidad e Ira. *Tienen poquísima tolerancia a la frustración y estallan enseguida de manera agresiva cuando algo no sale como ellos querían*).

El PCTA afecta sobre todo a los varones, pero en la última década está tendiendo a igualarse entre ambos sexos. Son personas que frecuentemente también presentan alexitimia e hipertensión.

Este constructo puede medirse con el cuestionario JAS.

Posibles soluciones: comenzar con una reestructuración cognitiva, para después enseñarles relajación, asertividad... y siempre potenciar un Apoyo Social adecuado.

El Patrón de Conducta Tipo B: se define como No Tipo A y, por tanto, correlaciona con una alta probabilidad de No padecer enfermedades coronarias.

Relación estrés-depresión-Patrón de Conducta Tipo _C_ con enfermedades del sistema inmunológico (_Cáncer_):

El hecho de padecer ESTRÉS (tomado éste como: pasar por un gran acontecimiento vital estresante, _como por ejemplo el fallecimiento de un familiar_, o como, pequeños acontecimientos estresantes en la vida diaria que se nos acumulan _—ejemplo: discusiones, perder algo...-_) unido al empleo de ESTRATEGIAS DE AFRONTAMIENTO DEL ESTRÉS INADECUADAS O DESADAPTATIVAS (la pasividad, la evitación y/o la tendencia a catastrofizar) suelen hacer que nazca una DEPRESIÓN (tanto psicológica, como corporal o incluso social) que puede desembocar en ENFERMEDADES DEL SISTEMA INMUNOLÓGICO (ya que bajan las defensas, puedes padecer desde un cáncer hasta una simple gripe).

Los acontecimientos vitales estresantes no producen por sí solos estrés, estos acontecimientos inciden sobre la persona, la cual, dispone en su repertorio de estrategias de afrontamiento al estrés (que pueden ser adaptativas o desadaptativas).

El afrontamiento psicosomático del estrés

Además, el diagnóstico de Cáncer, por sí solo implica: una amenaza para la vida y una amenaza contra el estilo de vida de la persona (ataca a su identidad y a su autoestima). Por tanto, el diagnóstico de Cáncer es un importante estresor y genera aún más: depresión, ansiedad y estrés (aunque estas respuestas varían en intensidad según la personalidad de cada cual). La depresión no hay que olvidar, está asociada a un incremento del dolor y potencia el surgimiento de nuevos dolores y síntomas físicos que complican y agravan el cuadro clínico, lo que hace que *Cáncer y Depresión se retroalimenten entre sí, creándose un círculo vicioso que debemos romper.*

Las fases normativas por las que atraviesa una persona tras haber recibido el diagnóstico de cáncer, son estas 4:

1º***Negación**: *No es verdad, quiero una segunda opinión...*

2º***Ira**: *¡¿Por qué a mí, joder?* !

3º***Depresión**: que puede ser una bajada de ánimo normal del proceso o una depresión patológica (cuando no remite pasado un tiempo).

4º***Aceptación**: desde aquí se puede trabajar psicológicamente para establecer pautas de acción.

<u>Las causas del Cáncer</u> (son diferentes según el tipo de Cáncer y siempre interactúan entre sí, éstas que expongo son las más comunes):

- Factores endógenos (el 20% provocan Cáncer):

.herencia y genética.

- Factores exógenos (causan un 80% de los Cánceres):

.ambientales: virus, ambiente (laboral y familiar)

.psicosociales:

*factores psicológicos: depresión o tendencia a la depresión y al pesimismo, bajo Apoyo Social percibido (que tú creas – ya sea cierto o no – que no puedes contar con la ayuda de nadie), hábitos comportamentales insanos (*por ejemplo: conducir a toda prisa, sin cinturón...*), uso de estrategias de afrontamiento al estrés inadecuadas, personalidad Tipo C...

*factores sociales: bajo estatus socioeconómico, problemas matrimoniales, acontecimientos estresantes muy intensos sufridos recientemente, escaso Apoyo Social y familiar (reales), escasa confianza en la eficacia del tratamiento (médico y psicológico) que recibe o va a recibir (*poca confianza en los "matasanos"*).

*actuación del sistema inmunológico: cualquier trastorno psicológico (ejemplo: *estrés y/o depresión*) actúa inhibiendo nuestro sistema inmunitario y nos hace más propensos a enfermar.

<u>Las características principales de la Personalidad Tipo C (o Personalidad "Premórbida"), son:</u>

Excesivo realismo (con tendencia al pesimismo), son laboriosos y perfeccionistas, demasiado responsables en todo lo que hacen, son proclives a padecer depresiones y a sentirse desamparados (o desesperanzados), pobreza emocional (sus emociones no son intensas, no se apasionan con nada ni con nadie), alexitimia (aparte de experimentar pocas emociones fuertes, les cuesta mucho expresar las que tienen y reconocerlas como tales, a veces las confunden con sensaciones físicas. Por ejemplo: *la ansiedad la expresan diciendo que sienten náuseas*), gran capacidad de autocontrol, son poco soñadoras, y se centran demasiado en su vida cotidiana. Además, son personas que siempre intentan quedar bien con todo el mundo (y, como complacer a todos es imposible, se angustian mucho por ese motivo).

Tanto las personas con Personalidad tipo A como las de Personalidad Tipo C son alexitímicos con frecuencia (de ahí su tendencia común a enfermar para expresar sus ansiedades).

Posibles soluciones: fomentar el optimismo (técnica del "goteo"), relajación, entrenamiento en habilidades sociales y asertividad, reestructuración cognitiva, solución de problemas, aplicando o autoaplicándose reforzamientos positivos (programación de actividades gratificantes)... y siempre fomentando el Apoyo Social de la persona.

*AFRONTAMIENTO DIFERENCIAL DEL ESTRÉS EN HOMBRES Y MUJERES

Frente al estrés:

Los hombres

*Se muestran más concentrados e <u>introvertidos</u>.

*Se sienten mejor solucionando los problemas (<u>actuando</u>).

*Cuando están preocupados: <u>NO hablan</u> de sus problemas (a no ser que necesiten ayuda de otra persona y no les quede más remedio que sincerarse con ella o culparla por lo sucedido) y <u>se aíslan</u>; cuando dan con la solución, entonces vuelven a prestar atención a su entorno. Si no dan con la solución, entonces buscan distracciones que requieran poca atención (como: _ver la televisión, leer el periódico, participar en juegos..._).

*Compartir los problemas lo consideran como <u>una carga</u> para la otra persona en quien lo depositan, así que lo hacen lo menos posible.

*Se concentran en el <u>problema más urgente o en el más difícil</u>, y se muestran olvidadizos y distraídos para todo lo demás. _Cuando habla de un problema es para que el otro se lo solucione._

*Para distraerse del estrés se concentran en <u>pequeños problemas de los demás o se plantean desafíos</u>. Ejemplos de distracción: _se_ *fija en los sucesos del periódico intentando racionalizarlos ("pues esto le ha pasado porque..."), hace apuestas o juega a algo.*

*Es una satisfacción: <u>examinar los complicados detalles que le han llevado a una solución</u> (y si lo ha logrado él solo, mucho mejor).

<u>*Las mujeres:*</u>

*Se sienten más abrumadas y más <u>emotivas</u>.

*Se sienten mejor <u>hablando</u> acerca de sus problemas.

*Cuando están preocupadas: <u>se reúne</u> con sus amigas/os (alguien en quien puedan confiar) <u>y</u> le <u>comenta</u> detalladamente <u>sus problemas</u>: hablar de ellos alivia de por sí su angustia y le hace sentirse mejor (Apoyo Social). *Hablando se dan cuenta de lo que verdaderamente las preocupa y, de repente, ya no se sienten tan abrumadas.*

*Compartir los problemas lo consideran como <u>una señal de afecto y de confianza</u> hacia la persona que se lo cuentan.

*Habla de <u>todos sus problemas</u> (pequeños y grandes) para aclararse a sí misma y para obtener comprensión y afecto por parte de los demás. No da prioridad a ningún problema en particular.

*Para distraerse del estrés es posible que <u>se involucre emocionalmente en los problemas de los demás</u>. Por ejemplo: *va a acompañar a su hermana al médico (compañía emocional) o la típica vecina cotilla que, para olvidarse de sus problemas, se centra en los demás.*

El afrontamiento psicosomático del estrés

*Es una satisfacción: <u>comentar los detalles de sus problemas</u> y después buscar información para la solución de estos (averiguar lo que otros/as hicieron en situaciones similares).

+Cuando un hombre se siente agobiado por un problema (evento estresante): se centra únicamente en él y los demás problemas y responsabilidades pasan a un segundo plano. En esos momentos, se muestra olvidadizo, distante e insensible. No se puede contar con su atención plena y <u>es incapaz de dar a la mujer todo el afecto que ella recibe normalmente y que, por supuesto, merece. La mujer no acepta bien este distanciamiento</u> (se lo toma como algo personal), porque no sabe en qué medida él está agobiado (el hombre no habla de sus problemas y ella cree que no le hace caso).

<u>Él piensa que</u>, estando como está preocupado por solucionar un problema, que de algún modo va a beneficiarla a ella, <u>la mujer debe darse cuenta de que le importa. Pero lo que ella necesita es sentir su atención y su cariño de manera directa</u>, y eso es lo que en realidad lo que le pide.

La mujer intenta que le hable de sus problemas (como hace ella) y él se resiste suponiendo que ella cree que él necesita de su consejo porque no sabe arreglar el problema por sí solo (se siente infravalorado y no puede entender porque, de pronto, ella se siente abandonada). Generalmente, los hombres no se dan cuenta con qué intensidad y rapidez pasan de mostrarse cálidos y sensibles a mostrarse insensibles y distantes (siguen absortos en su problema).

<u>Sin embargo, si consigue hallar la solución</u>, el hombre se sentirá al instante mucho mejor y <u>saldrá de su retraimiento</u> y de inmediato se podrá contar con él en la relación.

SOLUCIÓN A ESTO: La mujer debe entender que el retraimiento del hombre es normal, <u>no presionarle para que hable</u> de lo que le preocupa (y que salga con las amigas/os a distraerse y divertirse un poco). Recordad que, pasado un tiempo, volverá a ser el de siempre.

+Cuando una mujer se siente agobiada por los problemas (eventos estresantes), <u>siente la necesidad de hablar sobre ellos</u>, sobre los sentimientos que les causan y sobre los posibles problemas que se derivan de ellos. No da prioridad a ningún problema en particular.

Cuando la mujer habla de sus problemas, <u>el hombre opone resistencia</u>. El hombre <u>supone que la mujer</u> comenta sus problemas con él porque <u>le considera responsable</u> (cuantos más problemas, más culpable se siente él). No se da cuenta de que ella le habla sólo para sentirse mejor, que se sentirá agradecida sólo con que él la escuche. Los hombres sólo cuentan sus problemas por dos motivos: o culpan a alguien o piden consejo. <u>Cuando la</u>

mujer le habla enfadada de sus problemas, él cree que le está acusando. Si no parece tan enfadada, entonces le está pidiendo consejo. (Los hombres no se dan cuenta de que ellas no esperan una solución, sino sólo su atención y comprensión). A los hombres les cuesta escuchar sin dar su opinión (consejos) y esto enfurece a las mujeres (que, la mayoría de las veces ya han dado con la solución, pero antes de hacer nada necesitan compartir las emociones que el "estresor" ha provocado en ellas).

SOLUCIÓN A ESTO: Los hombres deben de tener en cuenta que, cuando las mujeres hablan de sus problemas, no es ni porque les consideren responsables de ellos, ni porque busquen su consejo, sino sólo para sentir su apoyo emocional (su empatía) en ese trance. Una mujer que se siente escuchada puede cambiar de repente, tranquilizarse y mostrar una actitud positiva. Los hombres, en definitiva, deben de dar apoyo emocional cuando vean agobiadas a sus mujeres (abrazar, tocar, asentir, ponerse en su lugar...)

*Conclusiones:

La sociedad impone sus valores diferenciales sobre hombres y mujeres desde la infancia de tal modo, que no sabemos hasta que punto sus formas de afrontar el estrés son innatas o aprendidas; aunque yo, personalmente, inclinaría más el peso hacia estas últimas.

<u>Los valores predominantes</u> (mejor vistos) <u>desde nuestra cultura occidental, serían</u>: *el hombre alexitímico* (con dificultad para expresar sus emociones. No gusta que lloren o se rían muy abiertamente) *e independiente* (que no pide ayuda, si puede evitarlo, y el que no permite que "se metan en sus asuntos"). Y *la mujer tiene más derecho a manifestar de forma abierta sus emociones y no se la critica por depender* (ni emocional, ni económicamente) *de los demás* (buscar ayuda).

Ahora bien, <u>estos valores se están modificando con suma rapidez.</u> A la mujer (sobre todo a las generaciones más jóvenes) se les está imponiendo como deseable (los valores sociales) el ser más "dura" (alexitímica) e independiente (tanto en lo económico como en lo afectivo). Me atrevería también a decir que con los hombres se está invirtiendo el proceso (ya no está tan mal visto ver a un hombre, especialmente a los jóvenes, llorando) pero esto sucede de manera mucho menos intensa y llamativa.

Llegados a este punto, no me toca a mí decir qué estrategias de afrontamiento al estrés son más beneficiosas que otras: ya sabemos el <u>daño que causa</u> al cuerpo (organismo bio-psico-social) <u>la alexitimia,</u> así que yo creo que el saber comunicarnos es básico para nuestra Salud.

Ahora hablaré de las <u>ventajas del Apoyo Social</u> sobre las personas.

*APOYO SOCIAL (AS)

No es una técnica de afrontamiento al estrés propiamente, pero conocer sus efectos puede darnos un marco perfecto para evitar los efectos nocivos del estrés (entendido como distrés). Combinando las técnicas con el Apoyo Social (de hecho, es muy difícil separar las unas de lo otro) nos aseguraremos una elevada inmunidad frente al estrés.

Yo lo llamo cariñosamente "AS", pues es el "AS en la manga" que debemos utilizar cuando las cosas se ponen feas para ganar la partida (en este caso a la enfermedad).

-Red Social: es el conjunto de personas que guardan entre sí algún tipo de vínculo y que ponen en juego algún tipo de ayuda. Podría dividirse en cuatro grupos: familia, amistades, relaciones laborales y escolares (*compañeros*) y relaciones comunitarias (*médicos, psicólogos, enfermeras, trabajador social, auxiliares, sacerdotes...*). A su vez, en cada uno de estos grupos, podrían ubicarse las personas según el grado de intensidad (o de intimidad) en la relación.

-Apoyo Social: son las ayudas que le dan al individuo las personas que están integrando su Red Social. Hay cuatro tipos de AS (Apoyo Social):

1)**Apoyo Emocional**: intercambio de afecto (suele estar expresado como: compañía y/o intimidad). *En general, es el más solicitado por las mujeres.* (Aquí incluyo los "Abrazos", los cuales dada su relevancia, trato a parte más adelante).

2)**Apoyo Funcional o Material**: intercambio de materiales. *Ejemplo: un amigo que te presta dinero, herramientas...*

3)**Apoyo Informacional**: intercambio de información.

4)**Consejo** (es un tipo de información esencial).

Se han realizado múltiples investigaciones y estudios donde se ha concluido que el Apoyo Social y la Salud están íntimamente relacionados. La síntesis de los resultados que se obtuvieron: <u>**el AS previene la aparición de**</u> muchas (o todas) <u>**enfermedades**</u>. <u>**El AS**</u> también <u>**previene la morbilidad**</u> (probabilidad de contraer una enfermedad) <u>**y la mortalidad**</u> (el tiempo que vive la persona desde que contrae la enfermedad hasta que muere).

No se sabe si es la disponibilidad (la cantidad de Apoyo Social: el número de personas que integrar la Red Social) o la calidad del AS (como sean de buenas las relaciones establecidas) lo que previene de las enfermedades, pero así sucede.

+Efectos directos del AS sobre la Salud (y la enfermedad): <u>previene la exposición a</u> ciertas <u>situaciones estresantes,</u> induce a hacer una evaluación más positiva (OPTIMISMO) de los estresores (los ven como menos amenazantes). A mayor disponibilidad de recursos sociales (habilidades sociales), menor número de acontecimientos estresantes que le suceden a una persona. Además, ante los estresores, las personas con elevado Apoyo Social, tienen más moral y más sentimientos de bienestar.

Dentro de los efectos directos del AS sobre la Salud debo señalar en el Apoyo Social Emocional, ***LOS ABRAZOS***.

+Efectos indirectos del AS sobre la Salud (y la enfermedad): el Apoyo Social preserva los sentimientos de autoestima y control cuando los estresores se presenten. (*Ante un mismo suceso estresante, quien goza de más AS, lo percibirá como menos amenazante*). El Apoyo Social igualmente protege de padecer depresiones cuando se dan situaciones (muy intensas o de carácter acumulativo sobre el organismo) de estrés. (*Ante un mismo estresor, las personas con alto AS presentan respuestas fisiológicas menos agudas*).

EL APOYO SOCIAL TIENE UN EFECTO AMORTIGUADOR SOBRE EL ESTRÉS Y, por tanto, MEJORA NUESTRA SALUD.

*****LOS ABRAZOS**: Está experimentalmente demostrado que los abrazos largos, de entre 10-20 segundos (o las caricias de varios minutos), tienen realmente efectos muy positivos sobre nuestra salud, entre ellos: la reducción del estrés y la ansiedad, de la presión arterial, mejora el sistema inmune, eleva el estado de ánimo, relaja los músculos, genera confianza y seguridad, mejora la autoestima, rejuvenece el cuerpo, reduce el riesgo de demencias y de enfermedades cardiovasculares, y además eleva la oxitocina (conocida como la hormona del placer y la responsable de la formación de vínculos afectivos con nuestra familia y amigos). Los abrazos se pueden dar a cualquier ser vivo para que nos aporten todos esos beneficios (desde familiares, a amigos, e incluso a mascotas, siempre que éstas sean de "sangre caliente", sobre todo me refiero a perros y gatos). Lo que me lleva al siguiente dato:

*Dato: en personas que viven solas o, con poco AS, suele ser beneficioso el cuidar de algún animal doméstico (siempre que les agraden los animales, por supuesto, no se trata aquí de añadir otro factor de estrés añadido a los individuos). Está comprobado que con esto se mejora la Salud (ejemplos: *reduce el riesgo de depresión, equilibra la tensión arterial...*).

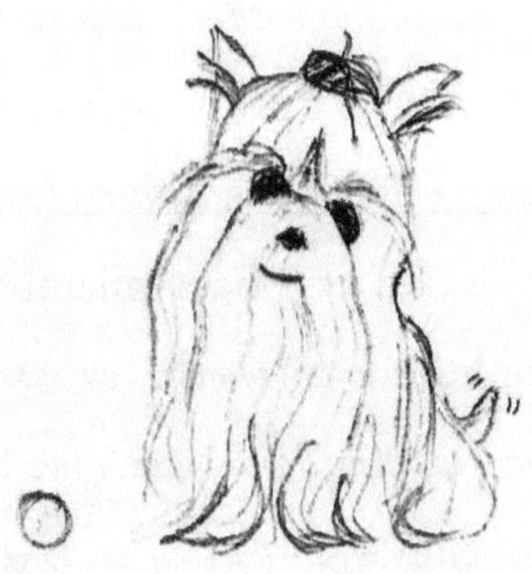

Las características individuales (o psicológicas) de las personas influyen sobre nuestra Salud de manera indirecta, a través de los recursos o habilidades que tenemos para conseguir tener una Red Social amplia y variada que nos brinde Apoyo Social.

Sintetizando: **el AS es muy importante, tanto para prevenir la aparición de enfermedades como para su tratamiento.** La combinación de apoyo médico, psicológico y social es un arma casi infalible para detener o curar cualquier enfermedad.

Cuanto menor es la Red Social, por tanto, menor es el AS, y más probabilidades hay de enfermar y de morir. Un ejemplo muy claro de esto es la **vejez**: *los amigos van faltando, no tienen compañeros* *de trabajo (puesto que están jubilados), la familia no siempre se encarga de ellos... por esto se aferran a los servicios sanitarios (relaciones comunitarias: cuarto grupo de la Red Social), para sentirse importantes y que les tomen en cuenta, pero cuanto más mayores se hacen, de menos les sirve esto.*

<u>*A los hombres les perjudica más que a las mujeres*</u> (en general) <u>*el tener una Red Social mínima*</u> (es decir, con pocos miembros). La explicación más probable de este hecho: *las mujeres, en función de una facilitación cultural y del "entrenamiento" social consiguiente* (se les permite expresar más y mejor las emociones) *tienden a establecer relaciones de mejor calidad* (que cubran mayor variedad de funciones - emocionales, materiales, de información y consejo - ; de mayor intimidad y duración) *que los hombres.* Por tanto, a igualdad en el número de miembros de la Red, las mujeres los sacan más partido y sienten más apoyo (real y percibido). Esta habilidad "socializante" en las mujeres las hace menos vulnerables aún cuando el número de miembros que conformen su Red Social sea mínimo: la riqueza de unos pocos vínculos lo compensa. (*Ejemplo: un par de hermanas que viven casi aisladas del mundo exterior, pero que se tienen la una a la otra pueden vivir mucho tiempo así, ya que sienten que se tienen la una a la otra, y se dispensan mutuamente: apoyo emocional, material, informativo y consejo*). Quizá ésta sea una de las razones por las que actualmente los hombres fallecen antes que las mujeres.

Al envejecer, disminuye de manera alarmante la Red Social, esto:

El afrontamiento psicosomático del estrés

-afecta más a los hombres (*favorece una probable muerte prematura*).

-afecta menos a las mujeres (*aumenta su longevidad*).

El Apoyo Social, puede ser de dos tipos (que pueden llegar a coincidir o ser bastante diferentes):

. REAL: hace que mengüen las reacciones negativas del organismo frente a un suceso (puntual, <u>único</u>) estresante.

. PERCIBIDO: aumenta de forma más global el bienestar físico y psicológico del sujeto (le ayuda a superar <u>todos</u> los acontecimientos estresantes que se le presenten.

El AS percibido (el sentirse querido, integrado y aceptado) aumenta:

-los sentimientos de autovalía

-el control sobre las circunstancias que estresan

-la eficacia de la persona.

Lo anterior implica que el AS eleva la autoconfianza y la autoestima, esto hará que la persona se sienta más capaz de llevar a cabo las técnicas, lo que equivale a un mejor afrontamiento del distrés.

El AS (real y percibido) impide la ejecución por parte del individuo de comportamientos insanos, a la vez que hace que aumente la realización de conductas saludables.

Conseguir información sobre el estresor es una forma adecuada de afrontamiento del estrés (y es una de las funciones que proporciona el AS), ya que eleva las probabilidades de controlar ese evento estresante.

El Apoyo Social, incluso, modula la percepción del acontecimiento ansiógeno (*la interpretación y evaluación cambia*), se desdramatiza la situación y reduce el estrés y sus efectos nocivos.

Pero precisamente cuando estamos enfermos es cuando menos nos apetece ocuparnos de nuestra Red Social y nos encerramos en casa (sin atender visitas). Éste es un círculo vicioso: enfermedad-aislamiento, aislamiento-enfermedad; un círculo que debemos romper en cuanto podamos (llamando a familiares y amigos para invitarlos a nuestro hogar, o para salir un rato, si el malestar nos lo permite).

La enfermedad (en especial la **crónica**) **origina:**

+**Conductas evitativas** en los demás (*aumentan las distancias físicas y emocionales con el enfermo: para no contagiarse y/o para no sufrir con él*).

+**Reduce los contactos sociales** de la persona: *no le apetece salir, ni tampoco recibir visitas.*

+**Reduce los comportamientos de reciprocidad** con los que le rodean (tiene menos posibilidad de ofrecer sus servicios – gratificar o ayudar – a quienes le cuidan).

+Es **poco gratificante** cuidar de un enfermo crónico, porque no vemos mejoras inmediatas. *Para subir nuestra motivación, tal vez convendría que pensásemos en cómo estaría esa persona sin nuestros cuidados (peor, seguro).*

Estos cuatro factores tienden a alejar a los miembros de la Red Social de ese enfermo (a familiares, amigos, compañeros e incluso al personal sanitario, que tiende a la deshumanización de los pacientes).

De todos modos, a pesar de los cuatro factores anteriores y de nuestra tendencia a aislarnos cuando enfermamos, casi todos solemos tener a alguien a que nos cuida (sobre todo a algún familiar cercano o a algún amigo íntimo). Estos *cuidadores permanentes* se quedan al lado del enfermo, incluso de los crónicos. *Estos* demuestran más aguante y resistencia y son los que dispensan los cuidados necesarios al paciente (*tienen una alta resistencia al agotamiento*). <u>La resistencia al agotamiento</u> (el tiempo de aguante junto al enfermo crónico):

-ES MAYOR SI el acompañante TIENE: una alta intimidad con el enfermo, una larga historia en común (hace mucho que se conocen), existe una deuda de lealtad con él y el cuidador tiene además un gran sentido de la ética y la moral (*ejemplo: hijos que no pueden dejar a sus padres por la "conciencia"*).

-ES MENOR SI el acompañante no tiene los factores anteriores y si además:

*ese enfermo tiene una gran Red Social – de muchos miembros – (se da una difusión de la responsabilidad: "*que lo haga otro*").

*ese enfermo tiene una Red Social mínima – de uno o dos miembros – (el agotamiento es más grande al tener que hacerlo todo solo).

*TÉCNICAS DE AFRONTAMIENTO DEL ESTRÉS

El estrés (entendido como ansiedad), se puede controlar de dos formas:

. <u>directamente</u>: cambiando la respuesta de activación por la de relajación. *Ejemplo: técnicas de relajación y respiración, meditación…*

. <u>indirectamente</u>: modificando los efectos que los pensamientos, conductas y situaciones tienen sobre el organismo. *Ejemplos: aumento del optimismo, de las habilidades sociales, solución de problemas...*

Las técnicas que he considerado más imprescindibles, son las siguientes:

1-) DESARROLLO (o activación) DEL OPTIMISMO Y LA AUTOESTIMA: TÉCNICA DEL "GOTEO" (o de las Autoverbalizaciones Positivas)

LOS OPTIMISTAS se ven como invulnerables ante las enfermedades: su cuerpo "se lo cree" y aumentan sus defensas (orgánicas y psicológicas) frente a los estresores más cotidianos. Además, cuando un optimista, a pesar de todo, enferma, se imagina a sí mismo en el futuro sano, esto hace que se reduzca su ansiedad y su angustia y eleva sus defensas. Conclusión: <u>el optimista enferma menos y, cuando le ocurre, se recupera o mejora antes de lo estadísticamente esperado.</u>

Las personas optimistas cuando están enfermas presentan menos síntomas que las pesimistas (o menos optimistas) y también, se recuperan mejor de las operaciones quirúrgicas (*y son menos quejicas, suelen tener más elevado el umbral del dolor*).

El optimismo está muy relacionado con la creatividad (así nos surgirán más alternativas - soluciones - para enfrentarnos a los problemas) lo que es sinónimo de poseer una mayor capacidad de afrontamiento del estrés (es decir, que coincide con la Salud).

La habilidad para acelerar la curación (o prevenir los efectos nocivos del estrés) está en función con: los rasgos de personalidad, las técnicas de afrontamiento al estrés y las actitudes mentales (como: *el optimismo, la capacidad de lucha, el lugar de control interno...*).

A mayor lugar de control interno (creencia de que controlamos lo que nos sucede): mayor probabilidad de desarrollar comportamientos saludables y más resiste el sistema inmunológico frente al estrés, lo cual equivale a tener mejor Salud.

El afrontamiento psicosomático del estrés

En síntesis, diríamos que <u>la relación Optimismo y Salud es muy estrecha y directa.</u> (Al contrario de lo que sucedía con Depresión – o tendencias pesimistas – y Salud).

Una de las maneras más sencillas para desarrollar el Optimismo, la Autoestima e incluso el Lugar de Control Interno es: LA TÉCNICA DE LAS AUTOVERBALIZACIONES POSITIVAS o "GOTEO". <u>Consiste en:</u> la repetición sistemática de las mismas frases, cuantas más veces mejor (y de preferencia hacerlo siempre en cuanto nos despertemos y justo antes de acostarnos como mínimo, pues el inconsciente se muestra más receptivo en esos dos momentos del día, también son más efectivas mientras practicamos una relajación o meditación guiada).

La constancia en esta técnica es fundamental. Lo mejor es acostumbrarse a repetir las frases elegidas siempre mientras se realiza alguna actividad cotidiana para incluirlas con más facilidad a la rutina diaria (ejemplo: *nada más levantarse y mirarse en el espejo, mientras te vistes, o cuando vas al trabajo en el coche...*). Esta estrategia puede parecer tonta e ineficaz, cuando no lo es. Para que esta sencilla pero útil técnica se tome en cuenta, pondré un ejemplo para ilustrarla: *cuando era pequeña visité el Castillo Papa Luna en Peñíscola (Castellón) del Siglo XIV. Bajé a las mazmorras y el guía contó algo que me impresionó: ataban a los condenados con cadenas y grilletes, inmovilizándolos por completo y los situaban debajo de unas goteras. Las gotas caían lentamente y siempre en el mismo lugar de la cabeza. Con el tiempo, los presos morían ya que las "inofensivas gotitas" habían acabado por perforarles los cráneos.* Podríamos comparar las gotitas con las autoverbalizaciones positivas (o las negativas): parece algo inútil e inofensivo, pero si se repiten sistemáticamente y bajo las mismas condiciones, acaban perforando - interiorizándose – (ya sea para bien o para mal, así que hay que tener mucho cuidado con las frases que escogemos).

Las frases han de ser siempre positivas y en presente: *"Hoy es un buen día"* o *"soy estupenda/o"* o *"me merezco lo mejor"* y la formulación de las frases también ha de ser positiva (como en los ejemplos). Evitar la negación, NO decir: *"Hoy será un buen día"* (porque está en futuro), *"Hoy no será un mal día"*; ni tampoco: *"No estoy nada mal"*; ni: *"no tengo problemas que no sepa solucionar"*. Es importante no cambiar nada de la(s) frase(s) que se escoja(n), para que sean mayores los efectos (*los carceleros colocaban a los presos para que las gotas les cayeran siempre en el mismo lugar de la cabeza*).

La AUTOESTIMA hace que aumente nuestra propia percepción de recursos (uno mismo se ve más competente), se reduce el miedo que experimentamos ante el estresor y, como consecuencia, nos provoca menos estrés (nos causa menos daño).

A continuación voy a exponer un ejemplo claro de los vitales **beneficios del optimismo**:

Se realizó un estudio sobre un amplio grupo de mujeres diagnosticadas de Cáncer de Mama, 5 años después de recibir el diagnóstico **sobreviven**:

*Sólo el 20% de las mujeres que presentaron durante el tratamiento y evolución posterior sentimientos de desamparo (pesimismo, depresión).

*El **80%** de las mujeres que durante el mismo período se mostraron **optimistas** (y que presentaron espíritu de lucha ante el Cáncer).

También hubiera sido importante el haber medido el Apoyo Social que tuvieron a lo largo de todo este proceso. Apoyo Social y Optimismo también están muy relacionados entre sí. Si eres optimista, se te acercarán más personas para estar contigo (consigues más AS). Y, por otro lado, si tienes mucho Apoyo Social, tiendes a mostrarte más optimista (es una relación recíproca).

2-) TÉCNICA DE AUTOADMINISTRACIÓN DE REFUERZOS (o Programación de Actividades gratificantes)

Se usa cuando se percibe un aumento del estrés o cuando este estrés ha ido transformándose en sentimientos de depresión. Con esta técnica subimos el estado de ánimo, algo fundamental para poder enfrentarnos con garantías al distrés.

<u>Pasos:</u> 1- La persona hace una <u>lista con actividades que le gusten</u> (que ha hecho, hace o le apetecería hacer en el futuro) y que señale el <u>nivel de agrado</u> (de refuerzo) que le supondría llevar a cabo esa actividad (de 1 – un poco – a 10 – máximo refuerzo -) y también que calcule el nivel de esfuerzo que conlleva (<u>la dificultad</u> que le supone – o se imagina que le supondría – realizar estas actividades) en una escala del 0 (nada de esfuerzo) al 10 (máximo esfuerzo). *Las actividades agradables pueden ser: presentes (que haga actualmente), pasadas (que hiciera hace tiempo) o futuras (que aún no ha realizado, pero que le gustaría hacer en el futuro).*

Ejemplo de TABLA:

ACTIVIDAD AGRADABLE	AGRADO (1 – 10)	DIFICULTAD (0 – 10)
Leer novelas	8	1
Andar	5	5
Pintar al óleo	9? (se lo imagina, si nunca lo hizo antes).	8? (se lo imagina, si nunca llevó a cabo esta actividad).

Etc, etc, etc.

2-Después, <u>seleccionaríamos las actividades para realizar esa semana</u>: en la primera semana seleccionaremos las tareas que menos nos cuesten hacer (niveles menores de dificultad) y que más gratificación nos produzcan (mayor nivel de agrado). *En este ejemplo: escogeríamos el leer novelas.* (Se elige un mínimo de tres actividades agradables a la semana).

3-Luego <u>se programan esas actividades a lo largo de esa primera semana</u>: se elige el momento del día en que va a poder realizar esas actividades (se le enseña a planificar). Recordad: planificar las actividades en función del tiempo y no de la productividad. *Por ejemplo: leer 10 minutos en lugar de leer 10 páginas.* Después del trabajo o de realizar tareas que no le motiven, que se programe en el tiempo para realizar alguna de sus actividades gratificantes (*para reforzarse y sentirse mejor*). *Que se realicen también actividades agradables por la mañana y por la noche, porque con la depresión es cuando peor se encuentran. Es positivo añadir dentro de las actividades agradables alguna que potencie el Apoyo Social (como en la 3ª actividad realizada del registro siguiente).*

4-<u>Que rellene un registro:</u>

Por ejemplo: (En esta tabla omitir la dificultad encontrada)

MOMENTO DEL DÍA	ACTIVIDAD AGRADABLE REALIZADA	GRADO DE REFUERZO OBTENIDO (0 – 10)	LO QUE MAS LE GUSTÓ DE REALIZARLA
8:30 h	Escuchar música	6	La canción número tres
16:05h	Ver una película policíaca	7	Cuando se descubrió al asesino
18:00h	Llamar a un amigo	7	Que se acordara de mi
18:30h	Bañar a mi hija/o	8	Sus caricias, sus sonrisas y verla jugando.

5- Que calcule <u>el estado de ánimo medio</u> (de 1 a 10) a lo largo del día: es importante que la persona relacione la realización de la actividad, con la subida de su estado de ánimo. Así aumentará su motivación y seguirá realizando las actividades. Ánimo medido:

de 1: *"bajilla/o de forma"* a 10: *"llena/o de fuerza y energía"*.

6<u>- Después de la primera semana</u>, se siguen mandando tareas (que se pueden añadir a las que ya se tenían): <u>seguimos seleccionando actividades con bajo nivel de esfuerzo y alto nivel de refuerzo</u>. *Y, en cuanto se pueda, es bueno que se realice alguna actividad física (aunque no sea muy fuerte, como: salir a caminar con un amigo, o ir a un gimnasio: donde se combinan los beneficios del ejercicio —suben las endorfinas en el organismo y nos hace sentir más placer — y el Apoyo Social — charlamos con un amigo o conocemos a gente nueva —) y procurar arreglarnos un poco más (así subirá su ánimo y la gente ya no tenderá a evitarla/o).*

El afrontamiento psicosomático del estrés

*<u>Algunos ejemplos de actividades gratificantes</u>: cada persona es diferente, no obstante, me atrevo en este apartado a "dar ideas"…

-leer, pasear por un parque, hacer tai chi, caminar con un amigo/a, tomar un helado o una comida especial, meditar, hacer técnicas de relajación y visualización, acariciar a un hijo o mascota, besar, abrazar, comprarse flores o algún capricho (esto no más de una vez por semana), sonreír más, comer alimentos ricos en magnesio y potasio (como los plátanos), si se tiene tiempo hacer algún viaje a un balneario o tipo spa, que nos den masajes (valen tanto los del cuerpo, cara o pies), sexo, escuchar nuestra música favorita, ponernos ropa que nos haga sentir "guapos/as", ponernos una crema o una colonia que nos agrade mucho (y que tengamos reservada para "momentos especiales"), un baño relajante con sal marina, quedar con amigos, bailar, ver películas (sobre todo comedias: reír y sonreír estimula el centro del placer del cerebro), ve a la peluquería, que te hagan la manicura, pasa tiempo con tus hijos y diviértete con ellos, saca a pasear al perro y juega mucho con él, canta alguna canción que te recuerde a tu infancia y/o a momentos felices (da igual como cantes, lo puedes hacer solo o acompañado), abraza a un árbol, escribe una carta (a mano) a un amigo/a, báñate en el mar, pasa más tiempo con personas alegres (las emociones se contagian), ponte un pijama de seda, agradece a alguien sus servicios (por ejemplo, al que limpia tu oficina…), da gracias por todo lo que tienes y por todo lo que eres (haz una lista de tus virtudes y complétala pidiendo a tus amigos opinión), dibuja, cose o haz cualquier manualidad que se te dé bien o te relaje, ponte sábanas de seda, echa una siesta siempre que puedas, toca algún instrumento musical (o aprende), escribe, ponte una bolsita de lino sobre los ojos cerrados y túmbate 10 minutos en la cama oyendo música relajante (como: el concierto de Aranjuez del Maestro Rodrigo, Sonata Claro de Luna de Debussy, Watermark de Enya, Canzonetta Sull'aria de Mozart, Someone like you de Adele, …), escribe anécdotas divertidas que te hayan pasado o cosas positivas que te hayan dicho (y te vayan diciendo) en una especie de diario (apunta también quién te lo dijo y cuándo) y léelo cuando quieras subirte el ánimo…

Sólo son ejemplos, porque cada uno es diferente, y a cada uno nos gustan más unas cosas que otras. Espero que os haya resultado útil. A veces, cuando estamos muy estresados, nos viene bien que nos den ideas.

*Dentro de esta técnica de Autoadministración de refuerzos positivos, quiero añadir otro útil recurso que es, en sí mismo, otra técnica (aunque está íntimamente relacionada): **LA SONRISA**. Algo que podemos emplear (y mi consejo es que lo uséis lo más que podáis cuando estéis a solas o acompañados), es sonreír. Aunque no tengamos ganas, especialmente en ese momento. Os invito desde ahora a que ante el menor estrés forcéis una sonrisa enorme… de oreja a oreja, enseñando todos los dientes.

Cuando te ríes o sonríes (me refiero a una sonrisa franca, de oreja a oreja): estás contrayendo el músculo cigomático, esta contracción activa el tálamo (e hipotálamo) y acto seguido producimos altos niveles de dopamina, que interpretamos como: felicidad, bienestar, placer, gratitud y/o alegría. Todas estas emociones opuestas al distrés. No podemos sentir al mismo tiempo bienestar y distrés.

Simplificando lo anterior: cuando subimos voluntariamente (ya sea sincero o forzado) las comisuras de los labios formando una sonrisa amplia, nuestro cerebro lo interpreta como que "estamos contentos y sin estrés", y nos producimos a nosotros mismos esa sensación de alegría y felicidad auténticas y muy reales.

En su técnica PNIT (o Psiconeuroinmunoterapia), el Doctor Armando Solarte Saavedra, imparte cursos y seminarios enseñando distintas herramientas para mejorar la calidad de vida, entre las que incluye la "Risa Talámica", una variante aún más completa de lo que acabo de explicar.

3-) *ENTRENAMIENTO EN SOLUCIÓN DE PROBLEMAS (Toma de las mejores decisiones)*

Conviene empezar con esta técnica sólo cuando la persona esté mejor de ánimo. Automatizar el siguiente proceso reduce el estrés. <u>Pasos:</u>

a) <u>Definir el problema</u> de forma operativa (cosas concretas). Por ejemplo: *no decir "me llevo mal con mi pareja"; decir: "no me gusta que se vaya al fútbol y que me deje los domingos sola"* (ser lo más específico que se pueda).

b) <u>Buscar alternativas de solución</u>: *"brainstroming"* (tormenta de ideas). Consiste en anotar todas las ideas que se le ocurran, sin valorar ninguna. Ejemplos: *encerrar con llave a mi marido para que no salga, darle un "ultimatum" ("o el fútbol o yo"), alquilar una película mientras está fuera, quedar con los amigos/as, interesarse por el fútbol e irme con él, buscarme otro marido (o amante)...*

c) <u>Buscamos los motivos</u> que tenemos para solucionar el problema. Hemos de preguntarnos: "¿Qué es lo más importante para mí?". Ejemplos: *que mi marido esté conmigo, no quedarme sola, divertirme, opinión de familia y amigos, probabilidad de realizar esa alternativa, gusto personal por la alternativa (me apetece hacerla o no)...*

d) <u>Valoración de los motivos</u> (de 1 – un mínimo a considerar – a 5 – lo máximo –) <u>y valoración de las alternativas</u> (de - 2 a + 2) (si no consigo mi objetivo (-

2) o si lo consigo con esa alternativa (+2)). Hacemos una <u>tabla de decisión</u>, para la elección de las alternativas más adecuadas. Las alternativas se colocan para formar columnas y los motivos formando las filas.

Ahora pondré un ejemplo de tabla y sobre como hacer las preguntas para valorar las alternativas en función de la primera valoración que hemos hecho de los motivos: preguntar *"¿Conseguiré que mi marido se quede conmigo si le encierro en casa?" Claro que sí (y le doy +2, que es la máxima puntuación). "¿Conseguiré que mi marido se quede conmigo si le doy un "ultimatum"?" Pues no lo sé, puede que se quede a discutir o que se vaya (y le doy un 0, la puntuación intermedia). "¿Conseguiré que mi marido se quede conmigo si alquilo una película?" Lo más probable es que se vaya al fútbol (y le doy -2)..."¿Conseguiré no quedarme sola si quedo con amigos/as?" Desde luego que lo conseguiré (y le doy +2).* Ejemplo de tabla:

	Encerrar a mi marido con llave	Darle un ultimá tum	Alquilar una película	Quedar con amigos/as	Interesar me por el fútbol e irme con él	Buscar otro marido (o amante)
Que mi marido esté conmigo =2	2 x 2= +4	2 x 0 = 0	2 x (-1) = -2	2 x (-2) = -4	2 x 2= +4	2 x (-2)= -4
No quedar me sola =1	1 x 1= +1	1 x 0 = 0	1 x (-1) = -1	1 x 2 = +2	1 x 2 = +2	1 x 2 = +2
Diverti rme = 5	5 x (-2) = -10	5 x (-2) = -10	5 x 1= +5	5 x 2 = +10	5 x 0 = 0	5 x 1 = +5
Opinión de familia y amigos =3	3 x (-1) = -3	3 x 0 = 0	3 x 1 = +1	3 x 2 = +6	3 x 1 = 3	3 x (-2) = -6
Probab ilidad de realiza rla = 4	4 x (-1) = -4	4 x 1 = +4	4 x 2 = +8	4 x 2 = +8	4 x 1 = 4	4 x 1 = 4
Gusto personal = 4	4 x (-2) = -8	4 x (-1) = -4	4 x 1 = 4	4 x 2 = +8	4 x 1 = +4	4 x (-2) = -8

Hacemos las   **la mejor:**

Sumas: - 20   -10   +15   **+30**   +17   -7

Al sumar los resultados finales de las columnas, la mayor puntuación obtenida es la que se corresponde con la mejor alternativa que se ajusta a esa persona *(quedar con los amigos/as)*. Como segundas opciones podrían valer : *interesarse por el fútbol y acompañarlo* o también *alquilar una película.*

Otro método de valoración podría ser el otorgar un punto a la alternativa cada vez que se le da la máxima puntuación en algún motivo (**se suman los +2 que cada alternativa halla conseguido**). *Resultados del ejemplo:*

Encerrar a mi marido con llave: 1 punto.

Darle un ultimatum: 0 puntos.

Alquilar una película: 1 punto.

Quedar con amigos/as: 4 puntos *(*por este método también resulta ésta la alternativa más adecuada).

Interesarme por el fútbol e irme con él: 2 puntos.

Buscarme otro marido (o amante): 1 punto.

e) <u>Elaborar un plan de acción</u> (en detalle) para poner la alternativa de solución en marcha: qué palabras vas a decir, a quién, cómo, dónde, cuándo... *En este ejemplo: con quién y cuándo vas a quedar, a qué hora llamarles, qué les dirás, en dónde citarse, cuándo y cómo decírselo al marido...*

f) <u>Realizar el plan de acción</u>

g) <u>Evaluación de la realización del plan de acción:</u> si ha sido un éxito, celebrarlo o premiarse con algo especial. Si el problema aún no ha sido solucionado, repetir el proceso desde el último paso hasta el primero (*primero elaborar un mejor y más detallado plan de acción y si no funciona, repetir la tabla de decisión —incluyendo más y mejores alternativas y motivos- y si esto tampoco funciona, procuramos ser todavía más precisos en la definición del problema*).

4-) BÚSQUEDA DE INFORMACIÓN SOBRE EL ACONTECIMIENTO ESTRESOR

Esta técnica debe llevarse a cabo de la forma más sistematizada posible, a fin de acumular todos los datos acerca de lo que nos preocupa.

La búsqueda de información eleva nuestra sensación de control sobre el estresor y nos ayuda a manejarlo de manera más adecuada y, como consecuencia de ello, se reduce nuestro estrés.

Por ejemplo: tenemos que pedirle que nos deje salir un poco antes del trabajo a nuestro jefe y esto nos angustia mucho porque no sabemos cómo se lo va a tomar o si nos lo va a conceder o no. Entonces: *unos días antes de hacerle nuestra petición le vamos observando, hasta que detectemos en qué momento del día está de mejor humor (que sonría más, hable con voz más cálida, sea más paciente, tenga los gestos más abiertos*

—no cruce los brazos, ni las piernas — ...) es entonces el momento en que se lo decimos.

(O también se lo podemos pedir a la última hora de la jornada laboral, porque cuando tiene prisa por salir, no te dirá que no para no extenderse en explicaciones. Pero esto es una GENERALIDAD, no se puede aplicar siempre, ya que hay jefes que sólo viven para su trabajo — PCTA — y les encantaría quedarse más de la cuenta en su puesto de trabajo para evitar irse a sus casas).

Otro ejemplo: nos han diagnosticado una enfermedad (nuestros niveles de estrés y ansiedad se disparan) *y nos documentamos acerca de ella para reducir nuestro distrés y angustia). Sobre la enfermedad, averiguaríamos, entre otras cosas: sus orígenes, las distintas evoluciones que puede tener, el tratamiento que ha de recibir... acumulando estos datos seremos capaces de colaborar con las prescripciones médicas y aumentará nuestro locus de control interno (al saber lo que podemos hacer nosotros para mejorar nuestro estado o incluso curarnos y así tomar las riendas de nuestro problema).*

Sobre esta técnica de Afrontamiento del Estrés (la búsqueda de información), tengo que hacer una matización: está bien buscar datos sobre lo que nos preocupa... pero sin sobrepasar unos límites razonables. Hay personas (cada vez más) que se vuelven dependientes de las nuevas tecnologías (internet, ya sea por ordenador, móvil, tablet...) y se pasan el día buscando tanta información, que no hacen otra cosa con ella… se saturan de múltiples detalles y no llevan ninguno de los consejos que encuentran a la práctica para solucionar el problema. No pasan a la acción para solucionar el estímulo que les ha originado el estrés. Se quedan paralizados y no actúan.

También tengo que señalar que si bien hay muchas fuentes útiles y verídicas en internet, también hay otras que (sean bienintencionadas o no) no tienen ni idea de lo que hablan. Así que ojo con las fuentes de información.

5-) TÉCNICAS PARA MODIFICAR IMÁGENES

Se emplean cuando el estrés de la persona se acentúa, ya que ésta tiende a imaginarse la situación estresante en distintos momentos del día (ejemplo: *alguien que no puede dormir porque no puede dejar de pensar en que a la mañana siguiente tiene que entrevistarse con su superior*).

Dentro de este tipo de técnicas, las más eficaces, son:

1-<u>Visualización de escenas agradables</u> (recordadas, de tu propio pasado, o imaginadas, que nunca han sucedido) en sustitución de las escenas que imaginamos que nos producen inquietud y desasosiego. *Para esto, la persona tiene que tratar de imaginar una situación placentera de la manera más vívida posible (con la mayor nitidez y detalles posibles: usando los cinco sentidos e incluso sintiendo lo que sentirías o lo que sentiste, en caso de que fuera real*). Usar una imaginación positiva.

2-<u>Parada de imágenes</u>: interrumpir el curso de la imaginación que nos causa malestar. Consiste en que, cuando aparezcan imágenes o pensamientos estresantes, dar un fuerte golpe (a la mesa u otro sitio) y decir: "¡alto!" (*Después se puede imaginar alguna otra cosa alegre en su lugar, combinando la primera de las técnicas para modificar imágenes con esta segunda. Haciéndolo así, sus efectos se multiplican*). Si estás acompañado, aprieta un pie o una mano con fuerza y piensa "¡alto!", "¡no!", o incluso "¡ya basta!", para hacerlo un poco más disimulado.

O incluso puedes morderte un poco la lengua, o ponerte una goma de pelo alrededor de la muñeca y dar un pequeño tirón de ella hacia fuera para sentir un golpecito, mientras piensas: "¡para!", y automáticamente imaginar algún suceso feliz (ya sea real o imaginario previamente acordado para usarlo con este propósito).

3-<u>Proyección temporal</u>: cuando la persona comience a tener en mente la imagen o el recuerdo que lo provoca estrés, que intente pensar qué ocurre una semana, un mes o un año después (siendo positivos, naturalmente).

4-<u>Imaginar metáforas</u>: proporcionan nuevas alternativas (soluciones) al problema. La persona debe representarse mentalmente determinadas imágenes metafóricas que le puedan ayudar a imaginar puntos de vista alternativos a la situación. Por ejemplo, si a un trabajador de Sanidad se le presenta un paciente difícil de tratar:

problema : una discusión: "choques con pacientes" ; la metáfora podría ser: *paciente = saco de boxeo. "Te devuelve todo lo que le des, con la misma fuerza". Si te ve inseguro/a, se sentirá inseguro; si te ve amable, comprensivo/a y cariñoso/a, su ánimo se apaciguará; si te ve agresivo/a, arremeterá contra ti.* Solución: *ir con la sonrisa por delante para evitar "ataques" (tiempo siempre hay para quitarla, ¿no?), con la amabilidad se suelen contener conductas agresivas y se puede reconducir la situación, para que ambas partes puedan llegar a un acuerdo que beneficie a todos.*

5-Imaginación inducida: que la persona trate de transformar una imagen negativa (recuerdos o anticipaciones de hechos que no han sucedido aún) en otra neutra o positiva. Esta técnica es muy útil si se combina con otra, que veremos más adelante, llamada Modelado Encubierto, que trata de: *verte a ti mismo en una situación estresante a la que tienes que enfrentarte (imaginar tus gestos, las palabras que vas a emplear, tu tono de voz) y cómo la superas.* (Intentar después de imaginarte esto llevarlo a cabo en la realidad, que siempre se te hará más fácil si usamos este método).

6-<u>Repetición de metas</u>: se intenta aumentar la autoeficacia percibida por la persona en sus acciones (que se convenza de que: *"las cosas me salen bien"*). Consiste en que: *recuerde las conductas y acciones que realizara para lograr las metas de las que más orgulloso/a esté en su vida.*

Un buen ejemplo de "Repetición de metas", sería: *¿Qué hice para aprobar una asignatura difícil de la carrera? Estudié "X horas" para los exámenes, dormí mínimo 8-9 horas los días que estudié, hice un calendario de estudio para organizarme bien, conseguí 15 minutos al día para meditación, cada hora de estudio descansaba 10 minutos, etc. (Pues así, para aprobar otra asignatura difícil o una oposición, ya sé lo que me funcionó en el pasado y lo que voy a realizar ahora para tener idénticos buenos resultados).*

7-<u>Imaginación de estrategias de afrontamiento</u> (DS encubierta o Desensibilización Sistemática encubierta): que la persona *se imagine a sí misma haciendo frente a las situaciones y/o visualizando cómo las resolverían otras personas que conoce bien* (y, después, ponga en práctica alguna de esas nuevas alternativas de acción).

NOTA: para las personas que quieran profundizar en estos aspectos, como consejo a nivel personal (y os aseguro que sin ánimo lucrativo por mi parte), yo aconsejaría realizar algún curso de: relajación, meditación, risoterapia, PNL (Programación

Neurolingüística), PNIT (técnica de Psicoinmunoterapia), método Silva, Psych-K…

Aunque yo explicaré en el siguiente apartado las dos primeras, muchas personas necesitan apoyo para mantener las prácticas a lo largo del tiempo. Si las aprendes y practicas en grupo, puede serte más fácil.

6-) *TÉCNICAS DE RELAJACIÓN (o de reducción de los efectos del estrés: especialmente la angustia y la ansiedad)*

La **relajación** se emplea como método:

-de prevención: para evitar la aparición de trastornos (físicos y psicológicos) como consecuencia del desgaste acumulativo (día tras día) que nos provocan las situaciones de estrés.

-de intervención: cuando ya hay un trastorno asentado (como: *hipertensión, cefaleas crónicas o migrañas, asma, ansiedad, úlceras, depresión, cánceres de diversa gravedad...*) para acelerar su curación o frenar lo más posible su proceso.

La relajación es una de mis herramientas de Psicología preferidas, pues es imposible que haga daño a nadie y sus beneficios son INCREÍBLES, lo que ocurre es que para que se noten estos y que se mantengan ha de ser practicada diariamente (o con la mayor asiduidad y regularidad posible). Además la relajación es muy agradecida de enseñar cuando he impartido algún curso, y mis alumnos siempre acaban contentos (por lo que yo también termino satisfecha). Entre los muchos **beneficios de la relajación**, destacan:

A nivel fisiológico* (mecanismos corporales)*:

-<u>Reducción de</u>: el ritmo cardíaco, de la presión arterial (*en caso sólo de que se tuviera alta. No está en modo alguno contraindicada para hipotensos*), de la sudoración, del ritmo respiratorio, de la tensión muscular, de los niveles de adrenalina y noradrenalina, del azúcar en sangre, del metabolismo basal, del colesterol y de los ácidos grasos de la sangre.

-<u>Aumento de</u>: el riego sanguíneo periférico y de la actuación del sistema digestivo (*favorece las buenas digestiones*), del sueño (mejora tanto cantidad como calidad), del nivel de leucocitos o glóbulos blancos (*aumenta la acción del sistema inmunológico, reforzando nuestras defensas y con ello evitando toda clase de enfermedades y promoviendo la Salud*).

A nivel cognitivo* (también llamado nivel mental o subjetivo)**:

-<u>Reducción de</u>: las preocupaciones, la confusión, del sentimiento de falta de control (lugar de control externo), la desorientación, los olvidos y despistes frecuentes, el mal humor, la hipersensibilidad a la crítica y los bloqueos mentales *("el quedarse en blanco")*.

-<u>Aumento de</u>: la sensación de confort y tranquilidad, de la capacidad para tomar decisiones (y afrontar y resolver adecuadamente los problemas), la concentración y la atención, del control *(sobre sus actos, pensamientos y sentimientos)*.

**A nivel motor* (o en el área de las conductas):

-<u>Reducción de</u>: la voz temblorosa o entrecortada *(mejora la tartamudez que se produce ante las situaciones estresantes)*, temblores del cuerpo, descoordinación motora (como: *que se te caigan cosas, tropieces...*), explosiones emocionales (manifestar comportamientos de ira o agresividad por motivos nimios o insignificantes), habla rápida, predisposición a sufrir accidentes *(esto sucede, en parte, porque ahora coordinas tus movimientos mejor y, en parte, porque te fijas más en las cosas que te rodean)*, bostezos, risas nerviosas *(sin sentido y estridentes)*, consumo de drogas legales *(de las ilegales es más difícil desengancharse, sobre todo si usamos únicamente la relajación)* y comer en exceso (darse atracones).

-<u>Aumento de</u>: el apetito (me refiero a un apetito saludable, no a los atracones o ingesta descontrolada de comida. *El apetito es una de las cosas que se pierden primero ante la llegada de la angustia y/o la ansiedad: "tengo un nudo en el estómago")*, conductas de autocuidado (hábitos saludables, como: *una alimentación apropiada, ejercicio, higiene, "acicalamiento" o ponernos guapos)* y la actividad sexual saludable (no hiper ni hiposexualidad).

Tipos de técnicas de relajación que me parecen más importantes y fáciles de introducir en la vida cotidiana, serían especialmente estas cuatro:

+**la respiración completa**

+**la relajación progresiva** (o de Jacobson)

+**el entrenamiento autógeno** (o de Schültz)

+**la meditación**

+<u>La Respiración Completa</u>

Nos ayudará a emplear toda nuestra capacidad pulmonar. Consiste en seis ejercicios, que hay que aprender de forma progresiva (no pasar al siguiente ejercicio si el anterior no está aprendido). Para comenzar a practicarlo: crear un ambiente relajado, buscar una postura cómoda, puedes o no cerrar los ojos, minimizando los ruidos externos (salvo si se desea poner algo de música clásica o suave, sin letra) y ropas holgadas. *Antes de empezar con los ejercicios conviene hacer primero un estudio sobre cómo es la propia respiración, para ello: pon una mano sobre tu pecho o tu estómago y la otra sobre tu vientre mientras respiras. La mano que más se mueva te estará señalando la parte que más utilizas al respirar. Lo ideal sería que se moviese más el vientre (igual que los bebés pequeños), eso significaría que aprovechamos al máximo nuestra capacidad pulmonar. Pero otras personas usan más el estómago o, peor aún, sólo la parte superior de los pulmones, por lo que con estos ejercicios reaprenderán a respirar de manera más sana y tranquilizadora.*

.<u>Primer ejercicio:</u> dirigir el aire inspirado a la parte inferior de los pulmones (es lo más difícil para las personas que respiran con el pecho, pero una vez dominado los demás resultan mucho más fáciles de asimilar). *Que la persona coloque una mano en su vientre, la otra en el estómago o en el pecho (en la parte que más moviera anteriormente al respirar) y esforzarse para que al inspirar se mueva solamente el vientre.* Hacer 3 ensayos de 2 – 4 minutos (con descansos de 2 – 4 minutos entre cada ensayo).

.<u>Segundo ejercicio:</u> aprender a dirigir el aire a las zonas baja y media. Se hace una inspiración en dos tiempos: se inspira con el vientre –se para – y después se sigue inspirando con el estómago. *Es decir, se intenta que al inspirar se mueva antes el vientre (para controlarlo ponemos una mano encima de él) y luego el estómago (se pone la otra mano ahí).* Hacer 3 ensayos de 2 a 4 minutos cada uno, con descansos de 2 a 4 minutos también.

.<u>Tercer ejercicio:</u> el objetivo es aprender a hacer una inspiración completa, consistente en la realización de una inspiración en tres tiempos (no muy forzada): *llevar el aire primero a la parte inferior (vientre), luego a la media (estómago) y en tercer lugar a la superior (pecho).* Hacer 3 ensayos de 2 – 4 minutos, con descansos de 2 – 4 minutos.

.<u>Cuarto ejercicio:</u> procuraremos que se haga más completa y regular la espiración. Se hace una inspiración en tres tiempos y luego nos centramos en la espiración. *Se cierran un poco los labios para que al espirar se produzca un ruido tenue (que la persona suba un poco los hombros para que se remueva al aire que tiene en los pulmones y salga todo).* Hacer 2-4 ensayos de duración aproximada de 2-4 minutos, con descansos de tiempo similar entre medias.

.<u>Quinto ejercicio:</u> establecer una adecuada alternancia respiratoria. Hacer una inspiración completa (*pero sin hacer las tres paradas forzadas, siguiendo el mismo recorrido: vientre – estómago – pecho*) y la espiración es igual que en el ejercicio anterior, pero *vamos disminuyendo el ruido hasta que desaparezca.* Hacer de 2 a 4 ensayos de 2 – 4 minutos cada uno, con descansos de 2 a 4 minutos.

.<u>Sexto ejercicio:</u> ahora generalizaremos la respiración completa a nuestras condiciones habituales (*o sea, que realizaremos la respiración completa en situaciones de nuestra vida cotidiana: primera cuando se está tranquilo, luego cuando se está algo más tenso y después ya se puede utilizar en momentos mucho más tensos; mientras se está sentado, tumbado, de pie; con ropas holgadas o prietas; en silencio o con ruidos, solo o acompañado...*).

Posibles inconvenientes de la Respiración Completa: Puede darse una *hiperventilación* al principio (el organismo no está acostumbrado las primeras veces a coger tanto oxígeno y se siente algo mareado). Es algo normal (la falta de costumbre, especialmente cuando se respiraba moviendo mucho el pecho), se pasa enseguida, en cuanto se le de una bolsa para que inspire y espire dentro durante un rato.

Vuelvo a recomendar: no pasar de un ejercicio si no se ha dominado el anterior, esto puede llevar de un par de días a una semana entre uno y otro, aunque parezca fácil no siempre lo es, pero los beneficios son tan grandes que compensa con creces aprender la Respiración Completa.

Otro consejo: no aprender esta Respiración en época especialmente estresante, porque nos costará más. Lo ideal sería aprender a respirar y cuando ya lo hayamos generalizado a varias posiciones corporales y situaciones de nuestra vida (de menos estrés a más estrés), practicarla varias veces al día siempre. Así, cuando lleguen los momentos de estrés, estaremos acostumbrados a respirar así habitualmente y podremos aplicar esta técnica respiratoria con resultados realmente sorprendentes ante cualquier situación. ¿Aceptas mi reto? Mejorar o estresarte está ahora realmente en tu mano.

+La Relajación Progresiva (o de Jacobson)

El afrontamiento psicosomático del estrés

Esta técnica consiste en pasar de ciclos de tensión (contracción muscular) a distensión (o relajación) y se hace con cada grupo muscular, para *que la persona se centre en las sensaciones de tensión –distensión y las diferencie*, así se relajarán los músculos. El fin último de este método es que nos relajemos sin necesidad de tensar ningún grupo muscular (y que cuando reconozcamos en alguna parte de nuestro cuerpo esa sensación de tensión, sepamos cómo relajar esa parte).

Que la persona haga (en la primera semana de entrenamiento) dos ciclos de tensión-distensión para cada grupo muscular. Después de la primera semana será suficiente con que haga un ciclo).

Ciclo: 5 – 7 segundos en tensión y después se relaja de golpe el músculo unos 40 – 50 segundos (que se centre especialmente en estas sensaciones de placentera relajación).

Grupos musculares con los que haremos el Ciclo de tensión-distensión (*seguir siempre el mismo orden favorece el aprendizaje* de esta técnica y su posterior práctica): los músculos del brazo dominante (mano + antebrazo + bíceps), músculos del brazo no dominante, músculos de la cara, músculos de la garganta y el cuello, músculos del hombro-pecho-espalda-abdomen, músculos de la pierna dominante (muslo + pantorrilla + pie) y los músculos de la pierna no dominante.

Cuando esto se ha aprendido, se reagrupan los músculos en cuatro grupos, con los que seguiremos tensando y destensando según lo indicado por el Ciclo que he descrito: músculos de los dos brazos, músculos de la cara y cuello, músculos del tórax-hombros-espalda-abdomen y los músculos de las dos piernas.

Cuando ya sabemos relajarnos así, se pasa a la <u>fase de Relajación por Evocación</u>: la persona debe relajarse ya sin tensión, *sólo relajar (que se recuerde la sensación de relajación y se relaje;* si algún músculo se le resiste, que vuelva a tensar-destensar hasta que lo maneje bien).

Después de dominar esto, llegamos a la <u>fase de Relajación por Evocación con Recuento</u>: se relajan (sin tensionar previamente) los 4 grupos musculares y contamos hasta 10 (cada número ha de coincidir con una espiración), *y así vamos a ir entrando en un estado de relajación más profundo aún (METÁFORA DE LA ESCALERA: nos imaginamos bajamos diez escalones y a cada escalón nuestro nivel de relajación irá aumentando).*

Por último vamos a la <u>fase de Relajación por Recuento</u>: nos ponemos cómodos, contamos hasta diez (metáfora de la escalera), repasando mentalmente cada uno de los cuatro grupos musculares. Esta fase es una forma muy rápida de lograr un estado de relajación. *OPCIONAL: repetir un ancla o indicio (palabra o imagen o incluso un movimiento) cuando nos hallemos en el estado de relajación profunda (introducir, por ejemplo, la palabra "calma" o "paz" al compás de la espiración). Al asociar el ancla al estado de la relajación profunda podremos, con la práctica, relajarnos de inmediato, sólo con evocar ese indicio (en cualquier lugar o momento).*

El afrontamiento psicosomático del estrés

Puede que parezca laboriosa de aprender cuando realmente no lo es tanto, lo que es importante es mantener un periodo de una semana entre fase y fase (aunque creamos que ya nos sabemos los ejercicios y que los hacemos bien) para que nuestro cuerpo lo memorice y lo lleguemos a hacer más adelante todo automáticamente. Además a veces hay algún grupo muscular (como por ejemplo el cuello) que puede llevarnos más tiempo para aprender a tensarlo y después relajarlo completamente. No es una competición, no importa cuando se tarde en aprender, siempre que se haga bien. Los resultados de la Relajación de Jacobson también son muy impresionantes, cuando conseguimos emplear automáticamente el ancla, la relajación es casi inmediata.

+**<u>El entrenamiento autógeno</u>** (o de Schültz):

Esta técnica está entre los límites de la relajación y la autohipnosis, pues consiste en que, mediante procedimientos de autosugestión, el individuo aprende a generarse ciertas sensaciones de respuestas fisiológicas y psicológicas propias de un estado de relajación. Pero que no te engañe o te asuste la palabra "autohipnosis", en todo momento tú controlas y te estás produciendo a ti mismo un agradable estado de relajación profunda.

Hemos de adoptar una postura cómoda (no tener las extremidades cruzadas) y la persona debe **repetir** (verbal o mentalmente) unas frases cada tres segundos (y **cada frase durante un minuto** o minuto y medio, lo que necesites). Algunos ejercicios sólo tienen una frase y otros más. *Podemos acompañar las frases con visualizaciones para producir antes y más intensas las sensaciones que nos proponemos.*

-Ejercicio 1: Trata de inducir PESADEZ, y sirve para relajar los músculos estriados (o voluntarios). *(Podemos imaginar que de nuestras extremidades cuelgan unas pesas).* Frases: *"Mi brazo derecho está pesado"...* (repítelo las veces que sea necesarias hasta que lo sientas pesado y después pasa a la siguiente frase, y así sucesivamente). *"Mi brazo izquierdo está pesado"... "Ambos brazos están pesados"... "Mi pierna derecha está pesada"... "Mi pierna izquierda está pesada"... "Ambas piernas están pesadas"...*

-Ejercicio 2: Intenta inducir CALOR, y se usa para relajar los músculos lisos (o involuntarios). *(Podemos imaginarnos las manos y los pies de color rojo).* Frases: *"Mi mano derecha está caliente"... "Mi mano izquierda está caliente"... "Ambas manos están calientes"... "Mi pie derecho está caliente"... "Mi pie izquierdo está caliente"... "Ambos pies están calientes"...*

-Ejercicio 3: Trata de NORMALIZAR LA ACTIVIDAD CARDÍACA. Frase: *"Mi corazón late tranquilo"...*

-Ejercicio 4: Intenta REGULAR EL APARATO RESPIRATORIO. Frase: *"Mi respiración está (o es) tranquila"...*

*-<u>Ejercicio 5</u>: RELAJA Y CALIENTA EL PLEXO SOLAR (es la zona entre el esternón y el abdomen). Este ejercicio *está contraindicado, en:* diabéticos, personas con hipo o hipertensión y con aquéllas que padezcan úlceras de estómago (Estas personas que realicen el resto de los pasos sin problemas, pero que se salten éste). Frase: *"Mi plexo solar está caliente"*… (Yo misma me lo suelo saltar porque soy hipotensa y os aseguro que funciona igual de bien).

-<u>Ejercicio 6</u>: REDUCE EL FLUJO DE SANGRE QUE ACUDE A LA CABEZA. Entre otras muchas cosas, este paso sirve para aliviar (o reducir) las cefaleas y migrañas. *(Podemos imaginarnos la frente de color azul).* Frase: *"Mi frente está fría"*…

Después de un tiempo de práctica, seremos capaces de producirnos las seis (o cinco) sensaciones a la vez. Además de lo dicho, podemos añadir <u>la fase de Relajación por Recuento</u> *(metáfora de la escalera y/o asociar un indicio o ancla a ese estado de relajación)* para profundizar más y poder conseguirlo en cualquier situación en que se precise. Si se domina el entrenamiento autógeno de Schültz, lo ideal para aprovechar sus beneficios al máximo es usar al final de ella la metáfora de la escalera (para alcanzar niveles más profundos de relajación, ideal para los que quieran quedarse dormidos después) y un ancla (palabra, imagen o/y movimiento que hagamos siempre que estamos en ese estado de relajación profundo para poder repetirlo después en otra situación, cuando necesitemos tranquilizarnos rápidamente y no nos dé tiempo a hacer todo este proceso. Nuestra mente habrá asociado el ancla a la relajación y al hacer el indicio que hayamos escogido nos relajaremos).

+<u>La Meditación</u>

Es una antigua disciplina que consiste en: inducir mentalmente respuestas de relajación. Hay muchos tipos de meditaciones, pero todas tienen eso en común.

 Hacen falta <u>cuatro requisitos</u> para llevarla a cabo:

<u>-un lugar silencioso y donde no vayamos a ser interrumpidos</u>;

-<u>una postura cómoda</u>: hay muchas: para los principiantes, la que mejor funciona es la llamada ***postura de la amistad*** *(consiste en sentarse simplemente en una silla firme, separando ligeramente las piernas. Después dobla tus rodillas de manera que las plantas de tus pies se apoyen bien en el suelo. Ahora hecha tus hombros hacia atrás, con la espalda recta — puedes apoyar la espalda con un cojín duro si esto te cuesta —. Coloca tus manos sobre tus mulsos, mira al frente y cierra los ojos);* también se puede meditar tumbado bocarriba con los brazos y las piernas descruzados y estirados ligeramente separados del cuerpo, en la llamada ***postura del cadáver*** *(pero ésta la recomiendo sólo si quieres* *quedarte después o durante la meditación dormido o si tienes molestias corporales que te impidan estar sentado)*;

-*algo* en lo que se centre la atención (*objetos, palabras, números, pensamientos o incluso sensaciones*);

-una concentración pasiva: que la persona se centre en ese *algo*, pero de forma que si algún pensamiento le distrae, en vez de ponerse a luchar para que desaparezca ese pensamiento, que lo ignore y no se ponga nervioso/a para que lo deje pasar.

OBSERVACIONES: Mantenerse abrigado (porque a veces la temperatura corporal puede bajar); aumentar progresivamente el tiempo que se dedica a la meditación (*ir de cinco minutos hasta un máximo de unos veinte a treinta minutos*); **para notar los efectos de la meditación** (*relajación, aumento de la autoconsciencia – descubrir o mejorar capacidades personales – , creatividad, reducción del estrés, mayor energía, paz o calma*) **debe practicarse a diario por lo menos durante un mes** (abstenerse los impacientes, para estos últimos son mejores las anteriores técnicas de relajación que acabo de explicar); no meditar si se está cansado o se ha comido mucho (para evitar quedarse dormido); el mejor momento para meditar es nada más despertarse o cuando se está tranquilo.

*Idea: **Meditar usando colores:** Piensa en las cualidades que deseas mejorar de ti mismo y, en base a ello, *escoge un color* sobre el que concentrarte y hacer meditación.

·Rojo: representa la fortaleza, la fuerza y la energía, la confianza en el cuerpo físico y en sus proezas.

·Anaranjado: vitalidad, alegría, sexualidad, extroversión y reproducción.

·Amarillo: la claridad para tomar decisiones acertadas y el dinamismo.

·Verde: la renovación (*crecimiento personal en alguna faceta de la vida, nuevos comienzos, facilidad para abrirse a nuevas posibilidades*) y la salud en general.

·Azul: la relajación (*reducir el estrés y ayuda a reflexionar*) y la comunicación.

·Índigo (añil o azul oscuro): la dedicación y la perseverancia, llegar a lo espiritual y lo profundo de la persona e intuición.

·Violeta: la armonía, calma las pasiones, proporciona equilibrio, sensibilidad de espíritu.

·Blanco: paz, pureza, verse a uno mismo como a un todo.

·Rosa: amistad, amor romántico, sensibilidad, autoestima, sanación de traumas emocionales.

·Dorado: cuando se busca conexión divina, para sentirse más cerca de Dios. También riqueza, prosperidad y abundancia, de todo tipo.

·Plateado: aumenta la intuición y fomenta tu lado femenino (seas del sexo que seas).

Si te cuesta visualizar los colores, puedes encender una vela del color que hayas escogido y simplemente mirarla.

*Otra idea para las meditaciones: Si meditar te cuesta, no te preocupes, los inicios nunca han sido fáciles, también puedes buscar alguna **meditación guiada** para empezar. Las meditaciones guiadas suelen ser audios donde una voz conduce tu consciencia para evitar que te distraigas (suelen hablarte de lugares y momentos tranquilos…). Hay muy buenas meditaciones guiadas que se pueden descargar de forma gratuita en la red. Mi único consejo con ellas es que antes de probarlas haciendo la meditación, las escuches sin hacerlo, para saber si el contenido y los mensajes que te dicen te hacen sentir cómodos y bien, y sobre todo que no contengan palabras negativas ("estás muy estresado…"), sino positivas ("cada vez estás más relajado y en paz… eres maravilloso/a"…). Hago esta advertencia porque los mensajes que se escuchan durante un estado meditativo o relajado, se graban antes y más profundamente en nuestro inconsciente, y yo sólo quiero que os grabéis cosas positivas y que os hagan la vida más feliz.

*Para los más osados… puedo incluiros una **meditación guiada** y podéis grabarla con vuestra propia voz (así son aún más efectivos los mensajes) para escucharla cuando tengáis un momento libre (lo mejor es siempre a la misma hora y todos los días, pero con hacerla una vez al día durante toda la vida me conformaría…). Meditación guiada de la <u>**Cascada Mágica**</u>:

"Busca un lugar tranquilo y sin interrupciones. Adopta una postura cómoda. Cierra los ojos. Haz respiraciones tranquilas pensando en la palabra "Paz". Inspira "Paz"…

espira "Paz"... inspira "Paz"... espira "Paz"... inspira "Paz"... espira "Paz"... Después ve relajándote, centrando tu atención en cada parte de tu cuerpo. Relaja tus pies... céntrate en tus pies... relaja tus piernas... céntrate en tus piernas... relaja tus muslos... céntrate en tus muslos... relaja tu pelvis... céntrate en tu pelvis... relaja tu abdomen... céntrate en tu abdomen... relaja tu tórax... céntrate en tu tórax... relaja tus manos... céntrate en tus manos... relaja tus antebrazos... céntrate en tus antebrazos... relaja tus brazos... céntrate en tus brazos... relaja tus hombros... céntrate en tus hombros... relaja tu cuello... céntrate en tu cuello... relaja tu cabeza... céntrate en tu cabeza... ahora relaja bien tus párpados... céntrate en tus párpados... relaja tu cara... céntrate en tu cara. Muy bien. Tu respiración ahora es cada vez más y más tranquila. Sigue haciendo respiraciones tranquilas pensando en la palabra "Paz". Inspira "Paz"... espira "Paz"... inspira "Paz"... espira "Paz"... inspira "Paz"... espira "Paz"... Ahora imagina que vas bajando por unas escaleras... muy lentamente... estás tan relajado que parece que flotas, es una sensación muy muy agradable. Cada escalón que bajas, te va conduciendo a una relajación más profunda y placentera. Cuentas del 10 al 1... Al final de las escaleras hay una puerta que te está esperando para ser abierta... pero disfrutas cada peldaño que desciendes, muy... muy lentamente... diez... inspira "Paz"... espira "Paz"...

nueve… inspira "Paz"… espira "Paz"… entras cada vez más y más profundamente en la relajación… ocho… tu cuerpo está muy calmado… siete… inspira "Paz"… espira "Paz"… seis… te sientes cada vez mejor, más tranquilo, muy a gusto y lleno de bienestar… cinco… inspira "Paz"… espira "Paz"… cuatro… sigues descendiendo por la escalera, cada vez más y más relajado… tres… inspira "Paz"… espira "Paz"… dos… todo está bien, todo es perfecto… uno… abre lentamente la puerta… tienes frente a ti un hermoso prado verde lleno de flores… sonríes… paseas muy lentamente observando maravillado tan hermoso lugar… los olores de hierba fresca y de flores llenan tus sentidos… el cielo está azul… los pájaros cantan… y sientes una gran paz y plenitud en tu interior. Así eres tú de hermoso por dentro. Sientes que estás lleno de paz y bienestar en este momento. Todo es perfecto, todo está bien. Escuchas un sonido de agua cayendo… caminas en dirección al armonioso sonido, sabiendo que algo aún mejor está próximo a ti. Abre tu corazón a la fe y a una cálida esperanza que baña tu corazón. Sigues caminando… sin prisa, disfrutando de cada minuto. Finalmente llegas a una pequeña cascada… que ha llegado a formar un delicioso lago de agua cristalina, no muy profundo. Te descalzas y metes los pies en el agua, te pones de pie, y el agua tan sólo te llega a los tobillos. Es una sensación vivificadora y te llenas de una gran alegría y energía. Sin saber porqué vas andando sobre el agua y te colocas *justo debajo de la cascada. Es divertido estar allí, pero también muy muy relajante. Eres totalmente feliz ahora. El agua cae encima de ti como si fuera una improvisada ducha natural… te vas dando cuenta como el agua te limpia, te purifica, te libera de todo aquello que no necesitas… y se lo lleva lejos de ti… llenándote de armonía. Sonríes y agradeces mentalmente: "Gracias, gracias, gracias"… estás limpio… estás liberado… estás perdonado… perdonas y te liberas… Repite ahora en tu mente conmigo: "Yo me amo… me amo y me acepto tal y como soy… yo me merezco todo el amor y todo lo bueno que la vida tiene para ofrecerme… Gracias… gracias… gracias…" Quédate un poco más bajo la cascada… todo el tiempo que necesites…*

Ahora vuelve sobre tus pasos y ve saliendo de la cascada y de la hermosa laguna que ha formado. Ve andando poco a poco… sin prisa, feliz, tan en paz que parece que flotaras… vuelve al prado de color verde y hermosas fragancias, flores, pájaros… despídete de este lugar, pero hazlo contento y feliz, porque a partir de hoy, podrás regresar a él cada vez que lo desees. Ve hacia la puerta… ahora vamos a contar las escaleras nuevamente, del 1 al 10, pero esta vez iremos hacia arriba, rumbo a nuestra vida diaria, aunque fortalecido por las extraordinarias experiencias y potentes cambios interiores que has tenido. Todo positivo, todo para mejorar. Sube el primer peldaño, uno… todo está bien, todo es perfecto en tu mundo… dos… estás en armonía con el universo… tres… tu corazón está abierto a recibir cosas maravillosas… cuatro… mereces lo mejor… cinco… tu respiración sigue tranquila pero vas tomando contacto con el mundo físico que te rodea… seis… vuelve a ser consciente de tus pies sobre el suelo, nota el roce de su planta sobre él… siete… estás saliendo de este estado de relajación, pero sintiéndote igual de bien que antes… ocho… siente tus manos tocando tu cuerpo… nueve… estás despertando de manera agradable… diez… abre lentamente tus ojos… a tu tiempo… realiza algún estiramiento cuando te notes capaz de ello… haz muecas con la cara para desperezarte… mueve todas las partes de tu cuerpo… cuando puedas, levántate tranquilamente, sin realizar gestos repentinos, pues has estado muy relajado hasta hace un rato. Vive un excelente día, gracias por haberte dedicado un poco de tu valioso tiempo para ti mismo. Siéntete orgulloso de ti."

Esta meditación guiada que acabo de regalarte puedes grabarla y escucharla cuando quieras, te será muy beneficiosa. Léela y grábala con tu voz… en los puntos suspensivos detente unos segundos en silencio, ten en cuenta que cuando lo escuches necesitarás esos segundos extras para relajarte. En total esta grabación debería durar unos 15-20 minutos. Puedes dedicarte ese tiempo para mejorar tu calidad (y probablemente tu cantidad) de vida… ¿o no?

7-) LA HIPNOSIS

Consiste en inducir un estado alterado de conciencia. No está incluida dentro de las técnicas de relajación, pues, aunque sirve para relajar, también puede crear un estado de activación subjetiva, en los casos necesarios. *Sirve para regular el organismo y que éste entre en un <u>estado de equilibrio</u>: si la persona está tensa, la relaja, pero si se halla demasiado relajada (adormilada y falta de energía), la activa.*

Para lograr la Hipnosis, son necesarios tres pasos:

***consentimiento:** nunca puedes hipnotizar a quien no lo desea.

***fijación:** si centra su atención en algo su parte consciente se mantendrá ocupada y así contactaremos antes con su inconsciente (o lugares más profundos). Por ejemplo: *que se centre en su respiración o fije la mirada en un punto, mientras le hablamos.* Después de esto, se puede hacer aún más profunda la hipnosis (*empleando la metáfora de la escalera: nos imaginamos que bajamos los diez escalones*).

***sugestión:** una vez en sintonía con la parte inconsciente, se le lanza un mensaje (una sugestión posthipnótica). Por ejemplo: *"tu concentración aumenta"*, *"ante situaciones complicadas permaneces relajado"* ... (las sugestiones siempre hacerlas de manera positiva y en presente, no en futuro).

Luego le sacamos de la Hipnosis: *"Cuando cuente tres, te sentirás capaz de abrir los ojos"* (cuando la Hipnosis se ha hecho muy profunda, primero que se imagine subiendo esos diez escalones, para que el despertar no sea muy brusco y se sienta confuso y desorientado). Y después: *"Uno, dos, **tres**".*

La Hipnosis tiene a su favor que logra resultados muy rápidos sobre la persona, pero debe repetirse varias veces en días y semanas sucesivos para que los efectos se mantengan. No tiene contraindicaciones (salvo en sujetos que padezcan un trastorno psicótico o esquizofrénico) y no es peligrosa. *El hipnotizador <u>no</u> roba la voluntad de nadie; en Hipnosis uno nunca hace nada que realmente no quiera.*

8-) TÉCNICAS DE MODELADO

El MODELADO es un proceso de aprendizaje observacional, según el cual la conducta de una persona (la que hace de modelo) o de un grupo, actúa como estímulo para generar conductas, pensamientos o creencias similares en otra(s) persona(s) que observa(n) su actuación. *Nos sirve para aprender un comportamiento, pensamiento o actitud viéndola en otra persona.* Por ejemplo: si mi hermano saca buenas notas y mis padres le hacen un regalo, yo me quedo con que a mí me van a premiar también si llego a casa con buenas notas… y en el futuro imitaré también las conductas de estudio que han llevado a mi hermano a ese éxito escolar tan deseable para mí.

El modelado debe mostrar los antecedentes y consecuencias que rodean a la conducta. Éste puede ser de dos tipos:

-Modelado "in vivo": ver al modelo en directo.

-Modelado encubierto: imaginarse al modelo o así mismo realizando una conducta.

***Beneficios del Modelado:**

1-) Adquirir nuevos repertorios de conducta o habilidades que la persona no tenía. Por ejemplo: aumentar sus habilidades sociales (como: dar mejores quejas) y comportarse de manera más asertiva. *Alguien asertivo no es ni agresivo (que va avasallando a los demás), ni pasivo (que se deja pisar por cualquiera), sino que sabe expresar adecuadamente sus sentimientos y lucha por alcanzar sus objetivos (esto no quiere decir que siempre consigan lo que desean, pero desde luego tienen muchas más probabilidades que los dos tipos anteriores).* Aquí el individuo ve al modelo (al que desea parecerse) y se fija en cómo realiza una conducta que se ajusta bien a la situación y las consecuencias positivas que de ella se derivan. Ante esto, baja nuestra ansiedad y estrés para que seamos capaces de llevar a cabo la misma conducta en circunstancias similares a las del modelo ("si él ha podido hacerlo, pues yo también").

2-) <u>Inhibir conductas</u> (dejar de hacer cosas) <u>que no les benefician y/o le perjudican.</u> Por ejemplo: vemos al modelo ejecutando esa conducta desadaptativa y después que vean las consecuencias negativas que ésta acarrea. Después el modelo realiza una conducta alternativa a la otra y ve las consecuencias positivas que ahora obtiene. *Como: gritarle a otra persona cuando estamos comunicándonos con ella (gritar=conducta desadaptativa) produce una contestación desagradable en tono y contenido (es la consecuencia negativa que se deriva del gritar). Como conducta sustitutoria de gritar, podríamos emplear el sonreír: cuando sonreímos, en un alto porcentaje de los casos, apaciguamos al otro.*

3-) <u>Desinhibir conductas</u>: se trata de conseguir que el sujeto haga una conducta que ya sabe hacer (pues en algún momento ya la realizó) pero que ahora se siente incapaz de lograr (está inhibida). Ejemplo: en los tratamientos para fobias, la conducta de aproximación al estímulo fóbico está inhibida por la ansiedad: y *al ver que el modelo se acerca a lo temido sin que se den las consecuencias negativas que la persona teme, se produce una mejoría.* Por ejemplo: ves a tu hermano jugar con un perro (y a ti te dan mucho miedo) y ves que se lo pasa bien y que el perro lo lame y se deja acariciar por él. Esto hace que el miedo que les tenías se vaya disipando, si ves a tu hermano y al perro en días sucesivos.

4-) <u>Facilitar la realización de conductas</u>: conseguir que la persona lleve a cabo un comportamiento que ya sabe hacer, pero que no hace *porque no hay antecedentes (estímulos inductores o incitadores) para que lo haga.* Por ejemplo, las campañas de sensibilización destinadas a que demos limosnas, usemos preservativos, etc. Sabemos hacerlo, pero necesitamos "un empujoncito", que nos demos cuenta de que es algo bueno o deseable y que vamos a tener alguna recompensa (ya sea económica, social, o incluso emocional).

5-) <u>Conseguir cambios en la activación fisiológica-emocional y en la valoración que hacemos de las cosas:</u> si el observador ve a un modelo que experimenta ciertas respuestas emocionales, normalmente se activan en él respuestas emocionales similares. *Si el modelo emite una conducta y muestra sentirse bien (muestra las consecuencias positivas), pues el observador tenderá a realizarla con más probabilidad.* Ejemplo: el modelo llora al ver una película dramática o romántica y después sonríe y dice con alivio: *"Uf, ¡qué a gusto me he quedado!".* Esto puede ayudar a personas que no se desahogan (porque han interiorizado que expresar emociones es sinónimo de debilidad). Puede ser útil para algunas personas, sobre todo hombres que lo necesiten… sería más eficaz en este caso que el modelo también fuera hombre…

+Factores que afectan al modelado: prestar atención al modelo, recordar las acciones del modelo, reproducir lo aprendido (imitar) y la motivación para imitarle. ***Procurar que el modelo sea lo más parecido posible al observador.*** Así es más fácil.

***Pasos de la Técnica del Modelado** ("in vivo"):

a) Explicar a la persona en qué consiste el Modelado y los efectos positivos de la conducta que se quiere modelar.

b) Evaluar el nivel de ansiedad de esa persona: si es muy alta, primero se la relaja (ya conocéis técnicas de sobra para eso).

c) Averiguar si tiene alguna creencia errónea sobre la conducta que queremos que consiga hacer, porque si es así (y no la detectamos) dificultará nuestro entrenamiento. Por ejemplo: a la hora de usar un preservativo: hay personas que creen que esto disminuye el placer en la relación… si creen eso y no lo habláis, definitivamente no habrá cambios con el modelado.

d) Dar instrucciones (lo más precisas que se puedan) sobre los aspectos del modelo y la situación en los que se tiene que fijar. Ejemplo: *"estate más atento a sus gestos (también a sus palabras) y a la reacción que provoca en los demás".*

e) Le presentamos al modelo (real o filmado).

f) Pedirle al observador que describa la conducta que ha visto (también sus antecedentes y consecuencias). *Y que dé nuevas conductas alternativas al problema (así cambia su rol de observación pasivo por otro más activo (aumentamos su locus de control interno: "yo soy capaz de...").* Por ejemplo: cuando un tímido quiere ligar: el modelo se acerca a la chica pidiéndole fuego... pues si no fumas, es mala táctica... es mejor adecuarse a sus gustos... por ejemplo si al tímido le gusta bailar, que se apunte a una escuela de baile... (que se entere primero de si van chicas de su edad)...

g) Que el observador ponga en práctica la conducta aprendida: que haga role-playing *(una escenificación, es parecido a una pequeña obra de teatro)*: y se le da ayudas, especialmente en los primeros intentos. Por ejemplo: al tímido en su primer día de la clase de baile. Que cuando vaya a bailar, sonría (haberlo entrenado antes, que hay sonrisas y sonrisas), y diga algo gracioso... "no había hecho nunca esto antes... ten cuidado que voy con toda la carne en el asador..."

h) Reforzamos (se le dice lo que ha hecho bien) y luego le damos un feedback correctivo (se le dice lo que ha hecho mal y, sobre todo, como modificarlo). Siguiendo el ejemplo: "Ha estado bien el chiste, pero la sonrisa ha de ser natural, no forzada…"

i) Se realizan varios ensayos para corregir los errores y *que la habilidad quede "sobreaprendida" (se repite la conducta varias veces más, aunque ya esté perfecta:* así será más difícil que la olvide y podrá realizarla de manera automática). Se parece bastante a lo de aprender a conducir. Todo es "repetir, repetir y repetir".

j) Se realiza un <u>Modelado encubierto</u>: *que la persona se imagine mentalmente llevando a cabo esa conducta.* Ejemplo: imaginarme sacando a la chica que me gusta a bailar.

k) Establecer tareas para casa: que ponga en práctica lo que ha aprendido (que lo haga en distintos contextos – generalización – y con distintas personas – transferencia –) en situaciones reales.

l) Crear un sistema de reforzamiento en la vida real, para que las conductas aprendidas se mantengan. Por ejemplo: *decirle a la pareja que cada vez que haga X (un cumplido, por ejemplo), te dé un beso.*

TIPOS DE MODELADOS:

1-<u>Modelado Contrastado</u>: Se usa cuando queremos eliminar una conducta perjudicial mediante la potenciación de una conducta incompatible (y mucho más adecuada). <u>Pasos</u>: se presenta un estímulo discriminativo (un antecedente), luego la conducta negativa (que suele realizar el observador) hecha por el modelo y después, las consecuencias negativas que provoca. Acto seguido, se presenta el mismo antecedente que en el paso anterior, pero el modelo se enfrenta a él empleando otra conducta (una mucho más apropiada que la primera) y luego se ven claramente las consecuencias positivas que ahora se dan. Este tipo de modelado se emplea para entrenar en habilidades sociales, como, por ejemplo, en el arte de dar buenas quejas:

Primero, el modelo se encuentra en una situación en la que tiene que dar una queja (antecedente) y lo hace gritando al otro (conducta negativa y errónea), por lo que se desencadena una desagradable discusión (consecuencia negativa).

Después, el modelo vuelve a encontrarse con la misma situación en la que tiene que quejarse (similar antecedente) y esta vez lo hace mostrando empatía – poniéndose en el lugar del otro antes de hablar – y empleando un tono cálido al hablarle (conductas alternativas), por lo que acaban llegando a un acuerdo y de forma amigable.

2-<u>Modelado Participante</u>: Sirve para disminuir la ansiedad y enseñar a la persona a afrontar situaciones que producen ansiedad (se usa en las fobias). <u>Pasos:</u> hacer una lista con situaciones estresantes y temidas y ordenarlas de menor a mayor ansiedad que produzcan (de 0 a 100). Se empieza trabajando con la primera situación (la menos estresante) y luego se pasará a las siguientes; que el modelo se enfrente a la situación y le demuestre al observador que no ocurren las consecuencias tan aversivas que él se imaginaba (*repetirlo las veces que haga falta hasta que se reduzca su ansiedad*); que el observador ponga en práctica las conductas observadas (darle ayudas: *tanto verbales, como físicas – incluso acercarle al estímulo fóbico –*); ir disminuyendo las ayudas hasta que la persona realice ella sola la conducta (*en ese momento, se pasaría a otra situación algo más amenazante de las de su lista inicial y se procedería con ella de la misma manera*) y, por último, darle tareas para casa (que se generalice la conducta).

Por ejemplo: en la fobia a los perros. La lista de conductas podría ser: ver una película de perros (10 puntos sobre 100 en total de miedo), escuchar a un perro en la habitación de al lado (25 puntos sobre 100), estar con un cachorro en la misma habitación (40 puntos sobre 100), estar con un perro adulto en el mismo cuarto (70 puntos sobre 100), acariciar a un perro adulto y dejarse lamer (90 puntos sobre 100), que te salte el perro encima (seguramente buscando jugar) (100 sobre 100). Hacer que viva esas experiencias comenzando por las menos estresantes y pasando a la siguiente únicamente cuando ya hayan disminuido mucho sus niveles de ansiedad. Hasta que se generalice la conducta, y ya deje de temerle a los perros.

(Nota: todo lo que digo es que hay que aplicarlo con sentido común. Me refiero a que quitar la fobia a los perros es útil, porque vivimos en sitios donde hay perros… por ejemplo esta técnica funcionaría para tratar otras fobias, pero, ¿realmente queremos invertir nuestro tiempo en quitar una fobia, por ejemplo, a las tarántulas? Dudo mucho si vives en la ciudad esto te vaya a resultar útil alguna vez).

3-<u>Modelado Encubierto</u>: Se emplea para reducir la ansiedad que va asociada a la ejecución de ciertas conductas, también se emplea en el tratamiento de fobias y sirve para mejorar el rendimiento de diversas actividades (*por ejemplo, los deportistas de elite emplean este método para superar sus propias marcas cuando no están practicando sus ejercicios, ya porque estén descansando o lesionados. (Se imaginan realizando sus deportes e incluso batiendo sus propias marcas…).* Además, el Modelado Encubierto es una excelente ayuda para acelerar la recuperación de algún miembro que, por cualquier causa, haya tenido que estar inmovilizado: *si nos imaginamos moviendo el miembro o la articulación como antes, aceleraremos nuestra recuperación posterior*). <u>Consiste en:</u> representarnos la conducta modelada de forma imaginaria. <u>Pasos:</u> ver si la persona es capaz de imaginar bien; hacer una lista con situaciones estresantes y ordenarlas de menor a mayor ansiedad que le provocan; presentarle primero la situación menos estresante y hacer que se la imagine con todo lujo de detalles (*puede imaginarse al modelo o a sí mismo haciéndole correctamente frente a esa situación, ejecutando la conducta adecuada*) y se le refuerza; que describa en voz alta su propia actuación (y le damos feedback: le decimos concretamente qué nos ha gustado y en cómo podría mejorar lo que no nos haya parecido tan adecuado), se sigue así hasta que acabemos con todas las situaciones de su lista.

4-<u>Automodelado</u>: Se usa para incrementar las habilidades sociales (cuando la persona ya dispone de algunas conductas adecuadas para relacionarse con éxito, aunque no las suficientes). <u>Pasos</u>: se graban en vídeo las conductas que queremos cambiar del sujeto (en condiciones naturales o artificiales – estas últimas son las creadas por el terapeuta –); hacemos un montaje en vídeo, eliminando las conductas inadecuadas y se vean sólo las adecuadas; que el individuo vea el vídeo (*que se vea a sí mismo realizando las conductas apropiadas de las que dispone*); que lleve a cabo en la vida real sus propios comportamientos.

5-<u>Modelado de Autoinstrucción</u> (de Meichenbaum): Aumenta el autocontrol en la ejecución de conductas y sube la confianza en uno mismo (*reduciendo la ansiedad en las situaciones que le resultan conflictivas*). Pasos: el modelo realiza una tarea y se da instrucciones a sí mismo en voz alta sobre óomo la está desarrollando; después, el observador hace la tarea y el modelo le va dando las instrucciones en voz alta; luego, el propio observador será quien realice la tarea y se dirá a sí mismo las instrucciones en voz alta (el modelo después le dirá lo que ha hecho bien y lo que tiene que corregir – y cómo –); el observador se dará las instrucciones en voz baja; y, por último, se dará las instrucciones mentalmente (de forma encubierta).

6-Terapia de Rol Fijo (de Kelly): Sirve para cambiar una actitud ante los problemas y adquirir un repertorio de conductas más asertivo y adaptativo. *El principal objetivo es que la persona se sentirá mejor haciendo un papel, y verá las consecuencias positivas del mismo (le ayudará a ser más asertivo y esto le conducirá con más facilidad a sus metas).* Pasos: el terapeuta debe crear un guión en el que se describa a un personaje que se comporta de forma diferente (a veces incluso opuesta) a como suele hacerlo esa persona; después se le pide a la persona *que durante unas semanas actúe como si fuese ese personaje* (primero en situaciones sencillas y luego en situaciones cada vez más difíciles), se le dice que tiene que interpretar un papel - como en el teatro - ; a lo largo de las sesiones, terapeuta y paciente ensayan como se comportaría el personaje y, poco a poco, se le va pidiendo al individuo que actúe como el personaje en situaciones más complicadas. (Confucio decía: "mucho cuidado con lo que finges ser… porque puedes convertirte en lo que finges ser." Y ése realmente es el objetivo de la terapia de Rol Fijo de Kelly).

El aumento de habilidades sociales viene bien, además de para reducir la ansiedad, para buscar más Apoyo Social que, como ya hemos visto, ejerce un efecto de Amortiguación sobre el estrés. Por lo tanto, mejorarlas siempre será un beneficio que tarde o temprano jugará a nuestro favor. Nunca están de más.

9-) Ejemplo de ENTRENAMIENTO EN HABILIDADES SOCIALES (se puede hacer por modelado o no)

-Dar Quejas: el objetivo es que el otro entienda nuestro punto de vista, para que modifique aquello que nos desagrada.

Se trata de exponer las quejas de la manera más asertiva posible. Ser directos, pero ni pasivos ni agresivos. Para ello, hemos de <u>plantearnos:</u>

-Problemas que pueden surgir al dar la queja: miedo a enfadar al otro, a ser rechazados y a rechazarle, que la queja no sirva de nada, que se malinterprete, que te conteste: *"¿Y tú qué?"*

(que te lo devuelva y se meta contigo), que piense cosas negativas sobre ti...

-Las ideas previas que tenemos sobre dar quejas: *"yo para esto no sirvo"*, *"necesito que el otro me entienda"*, *"quejarse es inútil"*, *"depende de cómo sea la otra persona"* (*yo no tengo el control de la situación, tu lugar de control lo colocas fuera de ti:* sube la ansiedad).

<u>Ejemplo sobre como hacer una queja:</u>

Queja escogida: trabajas en un hospital y tu supervisora te hace quedarte una hora más en la planta todos los días, con el pretexto de que hay poca gente.

-<u>Mirar a los ojos directamente antes de iniciar la queja. Y después expresar claramente el contenido de la queja</u> (*"Usted me hace quedar una hora más de lo que me corresponde y eso no me parece justo"*). Nota: en este ejemplo hablo de "usted", pero si hay confianza es mejor utilizar el nombre propio, tutearla (si es lo que solemos hacer).

-<u>Fijar la queja en una conducta concreta</u> (*"Usted me hace quedar más"*) <u>y no en un rasgo de la personalidad</u> (*"Es que usted es una negrera, mandona, dictadora..."*), porque si haces esto último la otra persona se sentirá atacada (y te atacará para defenderse).

-Justificar la queja <u>haciendo ver las consecuencias subjetivas</u> (hablarle sobre *tus* necesidades) <u>que ocasiona el motivo de la queja</u> (Ejemplos: *"si me quedo, no puedo comer con mi familia"*; o, *"si me quedo, me siento explotada y utilizada"*; o también, *"si me quedo, no puedo rendir bien porque estoy agotada después de mi jornada..."*). Hacerle ver que se trata de *tu* punto de vista, que la otra persona también puede tener el suyo (ejemplo, decir: *"no me parece justo"*, en vez de afirmar: *"y esto no es justo"*).

-<u>Si la otra persona nos responde con otra queja</u> (como: *"es que si no te quedas, el rendimiento de la planta bajará"*), <u>le damos una respuesta en espejo</u>: *repitiendo o diciendo primero algo parecido a lo que el otro acaba de decir y después, introduciendo de nuevo nuestro punto de vista (así demuestras que le has estado escuchando)*. Ejemplo de respuesta en espejo: *"Sé que el rendimiento puede bajar algo (respuesta en espejo), y que tú con lo responsable que eres intentas que todo vaya bien (introducimos, si podemos, un halago), PERO estar con mi familia es muy importante para mí (hablamos de nuestro particular punto de vista) y, además, con lo agotada que estoy no rindo como acostumbro y me dolería cometer algún error (añadimos una amenaza velada, si la situación nos lo permite)".(Un error del que ella sería directamente responsable)*.

-<u>Insistimos de nuevo en la queja y, si podemos, ofrecemos a la otra persona alguna alternativa al problema que se le presenta.</u> Ejemplo: *"Podrías hablar con el gerente y sugerirle que contratara más personal..."*

RECORDAD que el objetivo de la queja es hacer partícipe al otro de nuestros sentimientos, no que esa persona cambie inmediatamente su conducta. La perseverancia es clave... muchas veces, si nos quejamos repetidamente (no en un mismo día, a lo mejor cada dos o tres días o una vez a la semana), la otra persona por no oírnos (recordar que generalmente a los demás tampoco les resulta agradable oír nuestras quejas) puede acabar cediendo algo a nuestras peticiones.

*CONCLUSIONES

En este libro he tratado de reflejar varios aspectos: los efectos del estrés sobre nuestra salud; los distintos modos de afrontarlo; haciendo especial hincapié en los adaptativos que nos ayudan a vivir más y mejor; y, también, lo distintos que somos unos de otros cuando se trata de sentir, expresar y afrontar el distrés.

Cuando sentimos la amenaza de algo en nuestras vidas (un "estresor") podemos responder a ello de dos formas: la desadaptativa (que hace que aumenten todavía más nuestras emociones negativas y que además del estrés, se produzcan: ira, angustia y/o tristeza que agravan el cuadro y desembocan en diferentes enfermedades) *y la adaptativa* (que reduce o minimiza el estrés sufrido y procura liberarse del acontecimiento estresante que era el origen del distrés padecido inicialmente).

Hay una relación muy directa entre: estrés y propensión a contraer enfermedades de diversos tipos; ira (PCTA) y problemas cardíacos; depresión (PCTC) y cáncer; y también, ansiedad y adicciones, entre otros trastornos. Demasiados estudios e investigaciones secundan estos resultados como para que estos sean tomados por meras coincidencias.

Sin duda, uno de los aspectos más relevantes de mi trabajo es la gran importancia que para la Salud tienen los estilos de vida de las personas (los comportamientos sanos o insanos que llevan a cabo) y el Apoyo Social (AS) del que disponen, un 80% , *frente* a un 20% que influye la herencia genética en el origen y desarrollo de la enfermedad.

El Apoyo Social es un aliado fundamental para nuestro bienestar físico, psicológico y social, ya que reduce el riesgo de enfermar y aumenta el tiempo de supervivencia desde que se ha contraído la enfermedad hasta que se fallece. Por tanto, podemos y debemos valernos del "AS" para optimizar nuestra calidad y cantidad de vida.

Desde un principio, procuré hacer este libro lo más práctico y aplicado posible, es por este motivo que una gran parte del mismo esté dedicado a las técnicas de afrontamiento del estrés, para prevenir y paliar todo tipo de trastornos consecuencia del estrés. Una de mis técnicas favoritas, es la que aumenta el *optimismo*: una persona optimista dispone de más defensas en su organismo para evitar cualquier tipo de agresión externa (su sistema inmunitario es más eficaz), se recuperan antes, tienen más resistencia al dolor, son más creativos (por lo que solucionan mejor sus problemas) y la gente se acerca más a ellos, por lo que consiguen más AS (y sus beneficios se suman y acumulan). Los pesimistas siempre contraatacan diciendo: "ya, pero los optimistas no son realistas…" A lo que yo respondo: ¿Te sirve de algo ser realista? ¿Te hará más feliz o más longevo? A las pruebas me remito que no, más bien todo lo contrario…

El resto de las técnicas aquí reflejadas (la programación de actividades gratificantes, el entrenamiento en solución de problemas, la búsqueda de información sobre el estresor, las técnicas para modificar imágenes, las técnicas de relajación, las técnicas de modelado y una parte del entrenamiento de habilidades sociales – el dar quejas –) a su vez son una selección que hice de entre otras muchas porque me parecieron muy útiles y las más fáciles de aprender y practicar con asiduidad.

Todos nos hallamos permanentemente estresados: el eustrés es imprescindible, positivo y saludable que se dé, pero el distrés, al que nuestro ritmo de vida típico de las civilizaciones desarrolladas nos somete, es capaz de destruir todo lo que nos esforzamos en construir sin darnos apenas cuenta; por ello tan fundamental es tratar un trastorno ya asentado como prevenir su futura aparición. Poner en la práctica del día a día cualquiera de las técnicas que he expuesto es una garantía de que nuestra Salud mejorará y es una señal de que somos inteligentes, inteligentes de verdad.

Si te ha gustado este libro, por favor deja un comentario positivo en amazon para que otros puedan leerlo y beneficiarse de él. Muchas gracias. Espero que te resulte útil. De corazón, deseo que seas muy feliz… seguro que lo mereces.

*BIBLIOGRAFÍA

- AMORES TOLA, R. (2018): <u>Ansiedad, estrés y emociones en el trabajo y en la vida.</u> Publicación independiente, en amazon.

- AMORES TOLA, R. (2019): <u>Afrontando con éxito los exámenes y oposiciones. Técnicas de estudio más eficaces.</u> Publicación independiente, en amazon.

- AMORES TOLA, R. (2018): <u>Afrontando la muerte. Afrontando la vida</u>. Publicación independiente, en amazon.

- BELLOCH, A.; SANDÍN, B. y RAMOS, F. (1995): <u>Manual de Psicopatología. Vol. II.</u> Madrid. McGraw-Hill.

- FERNÁNDEZ SEARA, J. L. (1987): <u>Stress y Salud.</u> Salamanca. Universidad de Salamanca.

- GARCÍA CAMPAYO, J. (1999): <u>Usted no tiene nada: La Somatización.</u> Barcelona. Océano.

- GRAY, J. (1993): <u>Los hombres son de Marte, las mujeres son de Venus.</u> Barcelona. Grijalbo.

- GREWEN, K.M; ANDERSON, B.J; GIRDLER, S.S y LIGHT, K.C. <u>Warm partner contact is related to lower cardiovascular reactivity.</u> Behav Med. (2003) Fall; 29 (3): 123-30.

- LABRADOR, F. J. ; CRUZADO, J. A. y MUÑOZ, M. (1997): Manual de técnicas de modificación y terapia de conducta. Pirámide.

- SOLARTE SAAVEDRA, A (2014): Make it happen (Hacer que las cosas pasen). Colombia. Paniberica Ltda.

- TAYLOR, S. (1991): Seamos optimistas. Barcelona. Martínez Roca.

- OZANIEC, N. (1999): 101 Consejos para Meditación. Barcelona. Javier Vergara Editor, Grupo Zeta.

- PALMERO, F. y FERNÁNDEZ-ABASCAL, E. (Coord) (1998): Emociones y Adaptación. Barcelona. Ariel Psicología.

- SLUZKI, C. (1998): La Red Social: Frontera de la práctica sistémica. Barcelona. Gedisa Editorial.

- TORREIGLESIAS, M. y CALLE, M. (1999): Relajación para Saber Vivir. Barcelona. RBA Libros, S.A.

- WILSON, P (2000): Sabios consejos para disfrutar de la vida. Barcelona. Emecé Editores.

*OTROS LIBROS DE AUTOAYUDA DE LA MISMA AUTORA

- AMORES TOLA, R. (2018): <u>Ansiedad, estrés y emociones en el trabajo y en la vida.</u> Publicación independiente, en amazon.

<u>https://www.amazon.es/Ansiedad-estrés-emociones-trabajo-vida/dp/1980891826</u>

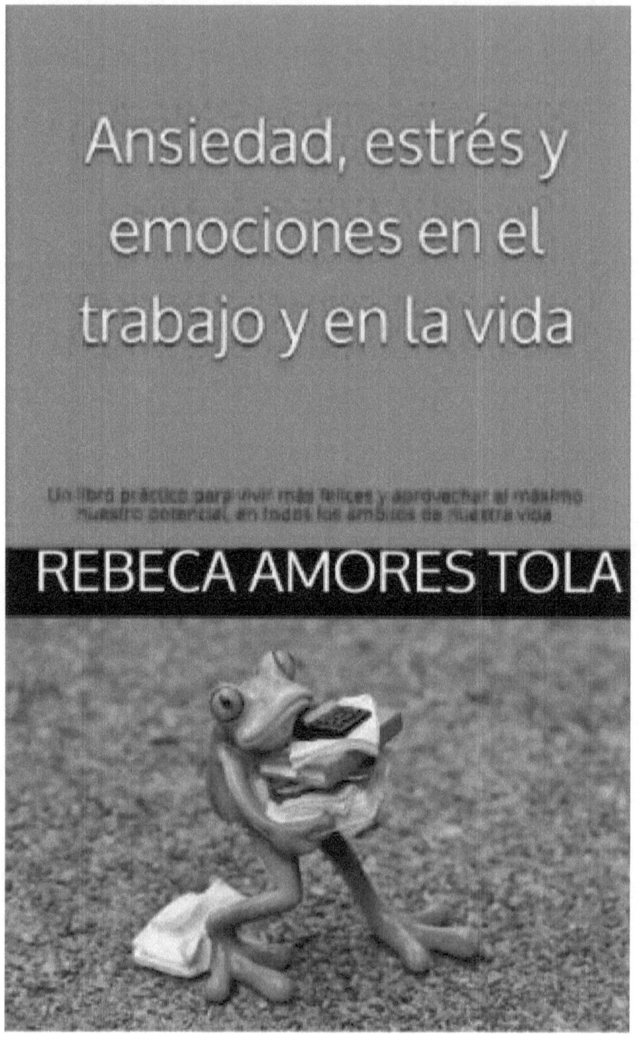

- AMORES TOLA, R. (2019): <u>Afrontando con éxito los exámenes y oposiciones. Técnicas de estudio más eficaces.</u> Publicación independiente, en amazon.

  <u>https://www.amazon.es/Afrontando-éxito-los-exámenes-oposiciones/dp/1671696328/ref=sr_1_1?_mk_es_ES=ÅMÅŽ</u>

ÕÑ&dchild=1&keywords=rebeca+amores+examenes&qid=158
5602245&s=books&sr=1-1

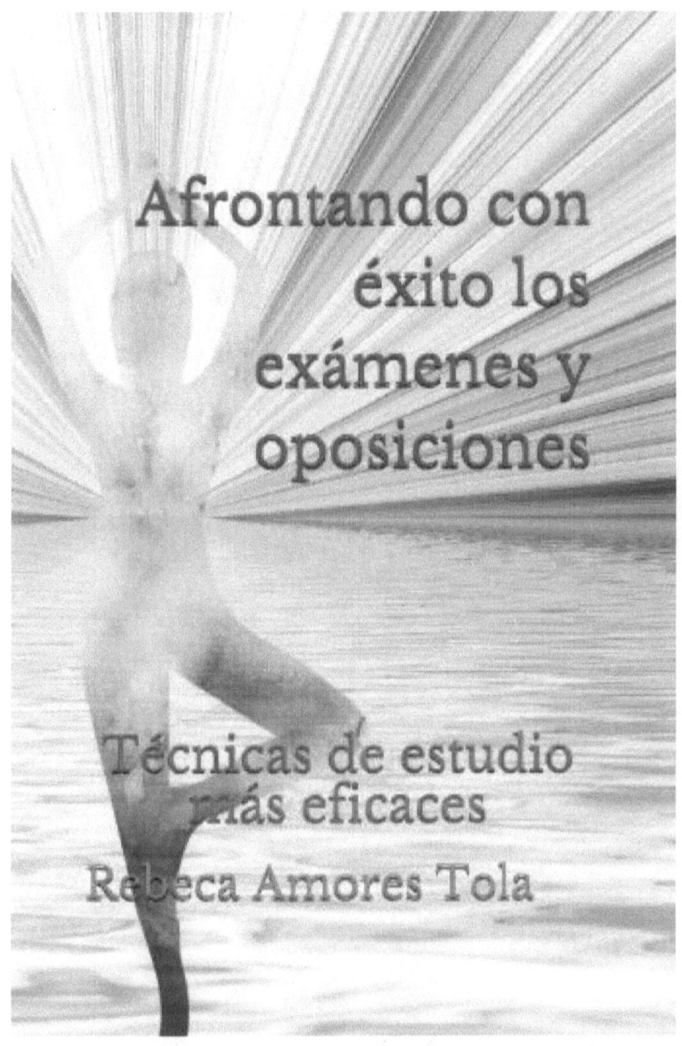

- AMORES TOLA, R. (2018): <u>Afrontando la muerte. Afrontando la vida</u>. Publicación independiente, en amazon.

  https://www.amazon.es/Afrontando-muerte-Rebeca-Amores-Tola/dp/198099479X/ref=sr_1_1?__mk_es_ES=ÅMÅŽÕÑ&dchild=1&keywords=rebeca+amores+muerte&qid=1585602349&s=books&sr=1-1

Rebeca Amores Tola

Afrontando
la muerte

Afrontando la vida